百病古今
实用验方精选

王世安　著

中国健康传媒集团

中国医药科技出版社·北京

内容提要

　　本书精选 353 个病症，既包含了从头到脚各个部位的常见病，也包括如急性脑中风、毒蛇咬伤、溺水、精神分裂症、癫痫病发作等多个急危重症的急救方法。每个病症精选了一个或十余个实用验方，共计验方 1000 余个（有数个验方重复应用），所选验方简便易行、取材方便、疗效显著。书后附有病症索引，便于根据病症快捷查找，还附有 363 味常用中药作用歌诀，便于广大读者了解常用中药的用途。本书可供临床医生和广大患者及其家属参考使用。

图书在版编目（CIP）数据

　　百病古今实用验方精选 / 王世安著 . -- 北京：中国医药科技出版社，2025.8. -- ISBN 978-7-5214-5306-5

　　I. R289.5

　　中国国家版本馆 CIP 数据核字第 2025J4K046 号

美术编辑　陈君杞
版式设计　友全图文

出版　**中国健康传媒集团** | 中国医药科技出版社
地址　北京市海淀区文慧园北路甲 22 号
邮编　100082
电话　发行：010-62227427　邮购：010-62236938
网址　www.cmstp.com
规格　880 × 1230 mm $^{1}/_{32}$
印张　6 $^{5}/_{8}$
字数　178 千字
版次　2025 年 8 月第 1 版
印次　2025 年 8 月第 1 次印刷
印刷　大厂回族自治县彩虹印刷有限公司
经销　全国各地新华书店
书号　ISBN 978-7-5214-5306-5
定价　**39.00 元**

获取新书信息、投稿、为图书纠错，请扫码联系我们。

前言

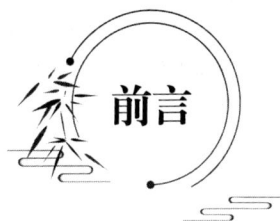

　　高手在民间，小验方治大病。中华文明源远流长，在五千年的悠久历史中，广大人民群众深入探索用中草药治病防病，积累了丰富的经验，总结出了许多取材方便、简便易行、疗效显著的验方。本人尊崇"医者仁心"的仁心医德，把减轻和解除患者的病痛视为自己义不容辞的职责，用6年多时间，从古今医书中，从民间广泛应用的验方中，从本人、同事、朋友曾经应用过而且有良好疗效的验方中，精选出1000余个，整理编辑成书，供广大读者和患者选用受益。

　　本书共分15章，59节，353个病症。针对每个病症，精选一个，或数个，或十余个验方。患者选择验方的原则是：简便易行、取材方便。在这个总原则下，可以根据病症，从中选择一两个验方同时应用，也可以选择数个验方联合应用（如果在治疗某一种病症的验方中，有2个或多个中药煎剂验方，在这些验方里有一味或几味重复应用的中药，不宜重复加量，以免药量过大），以期取得满意疗效。书中部分验方中含有西药，为经验用方，供大家参考。

　　本书有5个特点：①所选验方绝大部分是古今多名患者应用过，且疗效不错的验方。②选辑的病症广泛（353个），既包含了从头到脚各个部位的常见病，也包含有如急性脑中风、毒蛇咬伤、溺水、精神分裂症、癫痫病发作等多种急危重症。③选取辑集的验方较多（1000 余个），便于针对病症单选或多选。④本书在附录一中附有病症索引，便于快捷查找验方（一种方法是从目录中查找，另一种方法是从此索引中查找）。例如，想查找咽喉急、慢性炎症治疗验方，既可以从第十五章"五官科病症"中迅速找到，也可以在"咽"的汉语拼音开头字母（y）中迅速找到。⑤在附录二中附有《363 味常用中药功能歌诀》，在附录三中附有《地锦草的多种治病功能》，便于广大读者了解常用中药的用途和地锦草的多种治病功能。

　　本书所选辑的一千多个验方，除极少数验方有应用禁忌和注意事项（均已述明）外，其余验方均无应用禁忌和注意事项。为了确保治疗安全和提高治疗效果，书中所有验方均应在专业医生的指导下使用。

　　需要说明的是，由于不同患者的个体差异，这些验方虽然对绝大部分患者有良好的治疗效果，但仍然会对少数患者没有明显疗效，希望广大读者和患者予以理解。

　　由于时间所限，本书内容繁多，书中难免存在不足之处，敬请广大读者理解和指正，本人表示深切感谢！

王世安
2025 年 6 月

目录

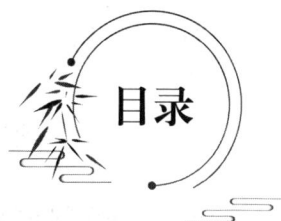

第一章　呼吸系统病症

第四章　泌尿系统和前列腺病症

第五章　代谢、内分泌和血液病症

第六章　神经精神病症

第七章 骨伤科病症

第八章　性病病症

第九章　意外与中毒

第十章　烧伤烫伤和虫兽伤

第十一章　皮肤病症

第十二章　妇科病症

第十三章　产科病症

第十四章 小儿病症

第十五章　五官科病症

第一章　呼吸系统病症

第一节　咳　嗽

本节介绍不明原因咳嗽、夜间咳嗽、寒咳、热咳、秋燥咳嗽和干咳、老人咳嗽共六种咳嗽治疗验方。

一、不明原因咳嗽

验方1　将1个秋梨去心切块，与冰糖10克、五味子4粒共放入碗内，加水约200毫升，蒸20分钟左右，食梨饮汤，每天一次，一般三五次即效。

验方2　取生西瓜子仁100克、冰糖50克共捣烂如泥。每次冲服10克，每天两次，一般服完即效。

验方3　将250克花生米去衣捣烂放砂锅内，加水约600毫升煮沸，去除表面浮油，加入冰糖25克再煮30分钟，再加入牛奶30毫升待温，每天早晚食花生米饮汤各一半，一般连食服两三天即效。

验方4　取生梨汁500毫升、蜂蜜50克、冰糖10克、生地黄汁250毫升，共煎20分钟，每天早晚各服一半，一般连服两三天即效。

验方5　取杏仁50克去皮尖，加入冰糖50克，共捣烂分成六份，每天早晚各温服一份，一般连服两三天即效。

验方6　一般连服数个醋蛋液即效。

注：醋蛋液制作方法及用法　将1个鸡蛋洗干净，浸泡于180

毫升9度米醋中3天（蛋壳已软），将鸡蛋捣烂搅匀，便制成了醋蛋液。服用时，每次取约30毫升，加入适量蜂蜜和温开水，每天早饭前服下，一个醋蛋液约7天服完。

验方7 将100克杏仁浸泡去皮后晒干，用熟猪油炒黄研末，分成十份，每天早晚各用10克冰糖化水冲服一份，一般服完即效。

验方8 将1个鸡蛋打入碗内，加入生姜末、白糖各10克拌匀，用香油将鸡蛋炒熟，当日一次食下，一般连食两三次即效。

验方9 取长约一寸葱白3根埋火灰中烧熟捣烂，加入白矾末30克，用适量陈醋调成稠糊，每天晚上洗脚后取适量药糊按男左女右敷于足心，包裹固定一宿，次日晨去掉，一般两三次即效。

二、夜间咳嗽

夜间咳嗽，即入睡前咳嗽，因咳嗽迟迟不能入睡而影响睡眠。

验方 睡前取5克冰糖化水服下，口中再含几片甘草，一般30分钟左右吐出甘草入睡即效。

三、寒咳

寒咳，即遇到寒冷天气或吸入寒气而发作的咳嗽，痰白。

验方1 将7个核桃仁、7克冰糖共捣碎，当天一次或分次服下，一般连服数日即效。

验方2 取苏叶15克、冰糖10克共煎汤服，每天一剂，一般两三剂即效。

四、热咳

热咳，即遇到炎热天气或吸入热气而发作的咳嗽，痰黄。

验方1 每天取甘蔗汁500毫升，加白米100克煮粥，一日内一次或分两次食下，一般三五天即效。

验方2 取瓜蒌仁、姜半夏、陈皮、贝母、桔梗各50克，共焙干打粉。每次用5克冰糖化水冲服20克，每天早晚各一次，一般服完即效。

验方3　将1个一般大小的全瓜蒌捣烂，加入冰糖50克、蜂蜜50克、浓茶水100毫升，共隔水蒸20分钟，两天内分4次服下，一般服完即效。

验方4　肺部热盛而咳者，取生石膏120克、炙甘草60克共打粉。每次取30克药粉，用生姜3片、蜂蜜10克、冰糖10克煎汤冲服，每天早晚各一次，一般两三天即效。

五、秋燥咳嗽和干咳

秋燥咳嗽，即发作于秋季，因干燥气候引起的咳嗽，通常表现为干咳少痰。

验方　将1个柿饼去核，加入贝母末10克、冰糖10克及适量清水，蒸20分钟，食下柿饼饮汤，每天一次，一般两三天即效。

六、老人咳嗽

老人咳嗽，即60岁或70岁以上的中老年人频繁发作的咳嗽，一般为干咳少痰。

验方1　将1个猪肺用热水洗净切片，加入生姜5片、蜂蜜100克、冰糖100克、杏仁49粒，加水适量将猪肺煮熟，分次食完猪肺饮完汤，一般连食一两个猪肺即效。

验方2　将杏仁、核桃仁各50克共捣烂，每次取10克，用10克蜂蜜、10克冰糖、3片生姜煎汤冲服，每天一次，一般一周左右即效。

第二节　支气管病症

本节介绍急性和慢性支气管炎、支气管哮喘、老人哮喘共三种支气管病症治疗验方。

一、急性和慢性支气管炎

验方1 取炒核桃仁、白胡椒、栀子各15克共捣碎，用鸡蛋清调成稠糊，按男左女右涂敷于足心，包裹固定一周，同时，每天食一个鸡蛋。一周为一个疗程，一般一两个疗程即效。

验方2 一般连服醋蛋液数个即效（醋蛋液制作及用法见第一章第一节）。

验方3 将新鲜草莓60克、冰糖10克共放碗内隔水蒸20分钟，温食，一次食完，每天两次，一般三五天即效。

验方4 将1个约2000克的西瓜连皮捣烂，加入生姜、冰糖各100克，隔水蒸半小时，分次食下，一般连食两三个西瓜即效。

验方5 取1个约2000克重的西瓜，切一口，取出约400克瓜瓤，放入蜂蜜、香油、生姜末各100克，去核大枣10个，将切口盖上，口朝上固定于锅内，加水至大约西瓜的一半深，大火烧开，小火煮20分钟，取出西瓜捣烂，再加入冰糖100克拌匀，分次食完，一般连食两三个西瓜即效。治疗期间忌烟、酒及刺激性饮食。

验方6 将一条250克左右鲤鱼去鳞、内脏切块，加入兔肉100克、冰糖10克及适量调料，把鲤鱼肉和兔肉炖熟，一次或分次食完肉、饮完汤，一般连食数日即效。

验方7 将1具狗肺洗净，再将10个鸡蛋打入碗内搅拌至起沫，从狗肺气管灌入肺内，隔水蒸熟后切片，烘干研末。每次以5克冰糖化水冲服30克，每天三次，一般连服一两个狗肺即效。

验方8 将1对猪肾去膜切片，加入小黑豆150克、冰糖100克，红枣、陈皮各15克，加适量清水，小火炖1小时，连汤分成五份，每天食一份，食完为一个疗程，一般连食一两个疗程即效。

验方9 将1个鸡蛋塞入一蟾蜍（俗称癞蛤蟆）口内，用黄泥把蟾蜍全部包裹，放入火灰内将鸡蛋烧熟，剥开鸡蛋食下，每天一个，一般连食四五个鸡蛋即效。

验方10 取茯苓、姜半夏、贝母、杏仁、桑白皮、五味子、当归、陈皮、甘草、冰糖各12克煎汤服，每天一剂，一般数剂即效。

二、支气管哮喘

验方1 从夏季入伏开始，每天取红萝卜干、冰糖、绿豆各10克，打入1个鸡蛋，加水适量煮30分钟，将红萝卜干、绿豆、鸡蛋连汤食下，直至出伏；再从冬季入九开始，以同样方法治疗，直至出九。一般治疗结束即效。

验方2 将250克五味子、7个红皮鸡蛋共放入2000毫升9度米醋中浸泡7天，倒入砂锅内大火烧开，小火煎30分钟左右去除五味子，将鸡蛋连汤分成7份，每天食饮一份，7天食饮完为一个疗程，一般连续食饮两三个疗程即效。

验方3 一般连服数个醋蛋液即效（醋蛋液制作及用法见第一章第一节）。

验方4 丝瓜藤液治疗法。

[**丝瓜藤液收集**]

（1）收集时间：秋季8月中旬至9月中旬，是丝瓜藤生长最茂盛时期，也是收集丝瓜藤液的最佳时间，一棵粗壮的丝瓜藤可收集1500～2000克藤液。

（2）收集方法：将丝瓜藤离地面1米左右高处，用消毒过的剪刀全部剪断，迅速拿起近根端的藤茎，断面朝下，插入埋在地面下的消毒过的容器内，接满一个再换一个，直至藤茎流不出藤液为止，一般收集10～15棵即可。

（3）注意事项：①在收集的前一天将丝瓜浇足水，以便能收集到更多的藤液。②要将剪断丝瓜藤的剪刀和收集藤液的器皿，以及存放藤液的塑料袋等清洁消毒，做到干净、无毒、无菌。

③插入容器内的丝瓜藤也要用75％的酒精擦拭消毒，并将容器口用干净、无菌、无毒的塑料膜扎紧，以防小虫爬入和露水、雨水滴入。④每天清晨和傍晚，无论容器是否收满，都要换一个，不让白天收集的藤液过夜。

[**保存与储藏**]

藤液收集满一袋（约500毫升）后，要密封保存于冷冻冰箱内，不可随意搬动，一般可保存一两年不变质。

[**用法及用量**]

（1）服用前，在500毫升藤液内放入50克冰糖，每次空腹温服100毫升左右，每天一次。

（2）藤液可加入适量开水温服，但不可经蒸、煮等高温高热处理。如发现变质，则丢弃。

（3）收集10余棵丝瓜藤液可服用半年左右，一般连服一两个年份即效。

三、老人哮喘

验方 将7粒白果煨熟（即用面团包裹白果烤熟），加入蒸熟的14片肥大艾叶，共捣烂如泥，分成两份，每天早晚各冲服一份，一般连服数日即效。

第三节 肺和胸膜病症

本节介绍肺气肿、肺结核、胸膜炎共三种肺及胸膜病症治疗验方。

一、肺气肿

验方1 将1个鸡蛋打入碗中，加入生姜末、冰糖各10克，加水 200 毫升左右，隔水蒸熟温食，每天一次，一般数周即效。

验方 2　将 1 个约 500 克的秋梨去心切片，加入薏苡仁（略打碎）50 克、冰糖 30 克、清水 400 毫升左右，共放碗内，将薏苡仁蒸熟，一天内食完，一般连食数周即效。

验方 3　将 200 克猪肺反复灌水挤压洗净切片，加入少许香油拌匀，再加入桑白皮 15 克（布包）、大枣 5 枚及适量清水，将猪肺煮熟，去除桑白皮。一次或分次食下猪肺、大枣，饮汤，一般食数个猪肺即效。

验方 4　一般连服数个醋蛋液即效（醋蛋液制作及用法见第一章第一节）。

二、肺结核

验方 1　将 1 只乌龟用稻草包裹两层，再用黄泥厚厚包裹成泥团，用柴火烘烤至乌龟里外焦黄，取出打粉。每次取 30 克，加入 50 克炒荞麦面，用温水调和食下，每天一次，一般连食数周即效。

验方 2　将 300 克白及打粉，每次取 15 克，加入白糖 5 克、江米 100 克共煮粥食，每天一次，300 克白及粉食完为一个疗程，一般连食两三个疗程即效。

三、胸膜炎

胸膜炎分渗出性和非渗出性（干性）两种，患者表现为患侧胸痛，呼吸、咳嗽时疼痛加重，非渗出性者胸痛更甚。借助 X 线胸片可确诊。

验方　男性患者取 1 只公鸡，女性患者取 1 只母鸡，正常退毛、开膛、切块，炖熟后加入蜂蜜 200 克，分次食完鸡肉、饮完汤。对渗出性和非渗出性胸膜炎患者，一般连食两三只鸡即效。

第四节 感　冒

本节介绍风寒感冒、风热感冒、初起时感冒共三种感冒治疗验方和一种发热治疗验方。

一、风寒感冒

风寒感冒，即遇风寒、受凉后引起的感冒，冬季多发。

验方　取大蒜、葱白（连须）、生姜各30克，煎汤约500毫升，先取五分之三，加入红糖10克服下，服后卧床保暖发汗，五六小时后再服剩余的五分之二，每天一剂，一般一两剂即效。

二、风热感冒

风热感冒，即受风热侵袭引起的感冒，夏季多发。

验方　取冬青叶1000余克，榨汁75毫升左右。每次温服5毫升，每天三次，一般三五天即效。

三、初起时感冒

验方　感冒初起时，将0.6克小苏打溶入10毫升白开水中。每次滴入两鼻孔内各两三滴，每天滴入两三次，一般两三天即效。

四、发热

发热的过程是人的机体与病原体搏斗的过程，也是机体产生免疫力的过程，轻度发热（38.3℃以下）对人体有一定好处，一般无需退热治疗，超过38.3℃者，应予退热治疗。

验方1　取双侧耳尖穴，用针刺破，各出血两三滴，一般片刻后体温开始下降，不久即降至正常。

注：耳尖穴位于两耳尖最顶部（图1）。

验方2　取新鲜桃树叶、桃树花共250克，或干桃树叶、干桃树花共150克，煎汤600毫升左右，先服一半，隔一小时再服另一半，一般服完即效。

验方3　若系儿童发热，除可用验方1降温外，还可取新鲜桃树叶1500克煎汤5000毫升，加少许食盐待温，令患儿泡澡洗浴，一般0.5～1小时即效。

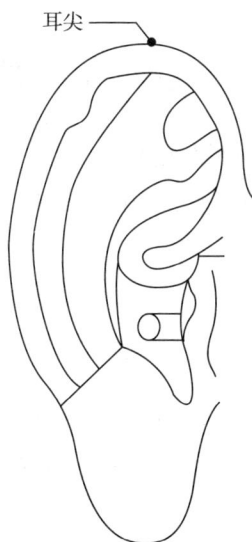

图1　耳尖穴

第二章 循环系统病症

第一节 心率和心律病症

心率，是指每分钟心跳次数；心律，是指心跳是否整齐。本节介绍心动过缓、心动过速、心律不齐共三种心率和心律病症治疗验方。

一、心动过缓

正常心率为每分钟60~100次，少于每分钟60次，称为心动过缓。如果心率在每分钟60次以下，50次以上，患者自觉无不适症状，一般无需治疗；如果有心前区不适，或心率低于每分钟50次，应予治疗。

验方1 取黄芪100克、丹参30克，太子参、当归、锁阳、赤芍各15克，茯苓12克，炒枳壳、麦冬、郁金、桂枝、五味子、炙甘草各10克，共煎汤服，每天一剂，一般数剂即效。

验方2 取熟地黄、鹿角胶（另包、烊化冲服）各15克，白芥子、麻黄各6克，肉桂、甘草各10克，炮姜3克，共煎汤服，每天一剂，一般数剂即效。

如果以上两方联用，甘草可用20克。

验方3 一般连服醋蛋液数个即效（醋蛋液制作和用法见第一章第一节）。

二、心动过速

心跳超过每分钟100次，称为心动过速，一般分窦性心动过速和室性心动过速两种，其中室性心动过速属于急危重症，无论是阵发性还是持续性，均应急送医院治疗，此处只讨论窦性心动过速。

验方1 取黄芪、丹参、莲子、炙甘草各30克，瓜蒌皮、茵陈、虎杖各15克，姜半夏、远志、大黄各10克，共煎汤服，每天一剂，一般数剂即效（如果服后腹泻较甚，大黄应减半或去掉）。

验方2 取炒枣仁、龙骨各30克，熟地黄、山萸肉各15克，茯神、石菖蒲、琥珀、人参、枸杞子、肉苁蓉各12克，共煎汤服，每天一剂，一般数剂即效。

三、心律不齐

心律不齐，包括窦性心律不齐（无需治疗）、房性早搏、房颤、偶发室性早搏、频发室性早搏、室扑、室颤、室速，等等。后三种属急危重症，包括频发室性早搏均不属于中药和验方治疗范畴，此处只讨论房性早搏、房颤、偶发室性早搏

验方1 每次服盐酸小檗碱片3～4片，每天三次，一般连服一周左右即效。

验方2 一般连服醋蛋液数个即效（醋蛋液制作及用法见第一章第一节）。

验方3 每天睡觉前和起床后，用右手拍打左侧胸部，用左手拍打右侧胸部各100下，一般数日即效。

第二节　高血压和低血压

人体的标准血压是120/80毫米汞柱，正常血压是90～140/60～90毫米汞柱，一般规定：高压超过140毫米汞柱，或低

压超过90毫米汞柱，均属于高血压；高压低于90毫米汞柱，不管低压多少，均属于低血压，都应该给予治疗。也有医院认为，年龄超过60岁的老年人，高压在150～160毫米汞柱之间，如果患者没有自觉不适症状，也无需治疗。本节仅介绍高血压和低血压两种病症的治疗验方。

一、高血压

验方1 一般连服醋蛋液数个即效（醋蛋液制作及用法见第一章第一节）。

验方2 取30克鬼针草（鬼针草分布广泛，在我国各地均有分布，有双向调节血压的功能）煎汤服，每天一剂，一般三五剂即效。

二、低血压

验方1 一般连服醋蛋液数个即效（醋蛋液制作及用法见第一章第一节）。

验方2 取麦冬15克、五味子12克、人参10克，共煎汤服，每天一剂，一般一周左右即效。

验方3 同"高血压"治疗验方2。

第三节 心脏和血管病症

本节介绍冠心病心肌供血不足、肺心病、风心病、心脑动脉硬化、下肢动脉硬化共五种心脏和血管病症治疗验方。

一、冠心病心肌供血不足

验方1 每天取灵芝25克，制首乌、黄芪、枸杞子各20克，共煎汤，分早晚两次冲服三七粉和地栗子粉（地栗子，也被称为香芋、香参等）各3～5克，一般连服数剂即效。

验方2　一般连服醋蛋液数个即效（醋蛋液制作及用法见第一章第一节）。

验方3　每天食炒南瓜（或煮南瓜、蒸南瓜）150克，一般连食一两个月即效。

二、肺心病

肺心病，即肺源性心脏病，多由肺气肿等阻塞性肺病引起。

验方1　将1只大蛤蟆剖腹去内脏，放入1个新鲜鸡蛋，用棉线缝口，取地下约半米深的黄土用水调成稠糊状，把蛤蟆包裹约两三厘米厚，放炭火上烤至黄泥发红待温，将鸡蛋取出去壳食下，第一周每天食一个，第二、三、四周每两天食一个，第五、六、七、八、九周每三天食一个，一般食完九周即效。

验方2　取白胡椒20粒、木鳖子（去皮）100克、黑白丑各50克，共烤焦打粉，用鸡蛋清调成稠糊状，按男左女右涂敷于踝关节上部一周，包裹固定约15小时取下，过半个月再用此法治疗一次，一般连续治疗两三次即效。

三、风心病

风心病，即风湿性心脏病，是由A组乙型溶血性链球菌感染引起的心脏病。

验方1　将1只公鸭去毛、去头、去内脏，取5克冬虫夏草放入鸭腹中，用棉线缝口，加水适量将鸭煮熟，分次食鸭肉饮汤，一般连食四五只鸭即效。

验方2　取莪术25克切片，加入1具猪心及适量清水和调料，将猪心炖熟，食猪心饮汤，每天一剂，一般数剂即效。

验方3 取粳米100克，加水煮半熟时，加入干梅花10克及少许白糖，煮熟食下，每天一次，一般数剂即效。

四、心脑动脉硬化

验方 一般连服数个醋蛋液即效（醋蛋液制作及用法见第一章第一节）。

五、下肢动脉硬化

验方 取香附、薏苡仁、伸筋草、川牛膝、地龙、羌活、没药、知母、老鹳草各15克，生石膏25克（另包，先煮10分钟），共煎汤服，每天一剂，一般数剂即效。

第三章 消化系统病症

第一节 食管和胃病症

本节介绍食管炎、胃寒痛、胃热痛、生气后胃痛、胃中嘈杂不适、胃反酸、胃和十二指肠溃疡、胃和十二指肠出血、呃逆、胃下垂共十种病症治疗验方。

一、食管炎

验方1 取庆大霉素片6片研末（或庆大霉素注射液3支），每天早晨空腹，令患者仰卧，徐徐冲服咽下，并仰卧30分钟，每天晚上俯卧再服一次。一般连服数日即效。

验方2 取代赭石、海螵蛸、贝母、白及、延胡索各15克，柴胡、香附、旋覆花（布包）、枳壳各12克，竹茹、陈皮、姜半夏、柿蒂各10克，黄连6克，吴茱萸、三七各3克，共煎汤服。每天一剂，一般一两周即效。

验方3 取代赭石30克，人参、旋覆花（布包）、甘草各10克，生姜3片，大枣3枚，共煎汤服。每天一剂，一般数周即效。

验方4 每次服越鞠丸、保和丸各10克，每天三次，一般数周即效。

注：以上验方2与验方3不宜联合应用。

二、胃寒痛

胃寒痛者，喜热恶寒，进食生冷饮食时，胃即痛。

验方1 每次取3个炒白蔻仁研碎，以温水送服，每天三次，一般三五天即效。

验方2 一般连服数个醋蛋液即效（醋蛋液制作及用法是第一章第一节）。

验方3 将2个鸡蛋打入100毫升白酒中（不搅拌），点燃白酒，等白酒自然熄灭后待温，将鸡蛋与白酒一次食下。每天一次，一般数次即效。

验方4 将500克食盐炒热布包，热熨胃部20～30分钟。每天早晚各一次，一般数日即效。

验方5 取乌药、陈皮、姜半夏、苏叶各12克，共煎汤服。每天一剂，一般三五剂即效。

验方6 取人参、陈皮各50克，共打粉。每次用蜂蜜水温服10克，每天一次，一般服完即效。

验方7 将一张一般大小的刺猬皮烘干打粉。每次冲服10克，每天两次，一般连服一两张刺猬皮粉即效。

验方8 将赤石脂、干姜、花椒各4克，制附子2克，炮川乌1克，共打粉。每次用蜂蜜水温服1克，每天两次，一般数日即效（孕妇慎用）。

验方9 将1个猪胃和1个童子鸡洗净切块，加入500克蜂蜜，不放盐和其他调料炖熟，一般分次食完肉、饮完汤即效。

验方10 将1个狗胃洗净切块，打入7个鸡蛋，不放盐和其他调料炖熟，分次食完肉、饮完汤，一般连食两三个狗胃即效。

验方11 取乌梅2个、花椒2个、鲜橘叶15克、食盐1克，共捣烂以温水冲服。每天一次，一般连服五六次即效。

验方12 将100克皂角焙干研末。每次用温水冲服5克，每天两次，一般服完即效。

验方 13　取生姜 3 片、红糖 10 克煎汤服。每天早晚各一剂，一般数日即效。

三、胃热痛

胃热痛者，喜凉恶热，进食辛热饮食时胃即痛。

验方 1　将 1 只鸡常规去毛、开膛切块，与黑丑、白丑各 50 克共放入适量水中，将鸡块煮熟取出，再过油炸黄，分次食完鸡肉（不饮汤）。食后如有腹泻属正常情况，一般连食一两只鸡即效（孕妇忌用）。

验方 2　取黑丑、白丑各 10 克打粉。每次冲服 2 克，每天两次，服后如有轻度腹泻属正常情况，如果腹泻较甚，药量减半，一般数日即效（孕妇忌用）。

验方 3　每次服白萝卜汁或生菜汁 50 毫升，每天两次，一般数日即效。

验方 4　取黄连、苏叶各 3 克煎汤服。每天一剂，一般两三剂即效。

验方 5　取栀子 30 克、生姜 10 克共煎汤服。每天一剂，一般两三剂即效。

验方 6　取五灵脂、香附、黑丑、白丑各 10 克共打粉。每次用淡盐水温服 4 克，每天两次，服后如有轻度腹泻属正常情况，如果腹泻较甚，服药量减半，一般数日即效（孕妇忌用）。

以上各验方不宜联合应用。

四、生气后胃痛

验方 1　将 50 克冰糖放入碗中，加白酒没过冰糖，点燃白酒，待冰糖溶化后温服。每天一次，一般三五次即效。

验方2 将100克海参去内脏，放瓦上焙干打粉，用温酒冲服。每天一次，一般数次即效。

验方3 取五灵脂、甘松各15克，延胡索、佛手各12克，共煎汤服。每天一剂，一般数剂即效。

验方4 将210克干蒲公英打粉。每次用温酒冲服30克，每天一次，一般服完即效。

验方5 取郁金10克、香附8克，共煎汤服。每天一剂，一般三五剂即效。

五、胃中嘈杂不适

胃中嘈杂不适，是中医术语，表现为胃部似痛非痛、似胀非胀而不适，做胃镜检查，可能有慢性胃炎、萎缩性胃炎、浅表性胃炎等一般常见轻微病变，也可能查不出器质性病变。

验方 取猪护心油1具、江米150克，共放入约500毫升清水中蒸熟。一次或分次食完，一般连食两三具猪护心油蒸江米即效。

六、胃反酸

胃反酸，即时有酸性胃内容物或胃液逆返口中。

验方 取党参、生白术、茯苓、姜半夏、陈皮、白及、海螵蛸各12克，生藕节、仙鹤草各15克，黄芪、莲子各20克，生姜3片，大枣3枚，甘草6克，共煎汤服。每天一剂，一般三五剂即效。

七、胃和十二指肠溃疡

胃及十二指肠溃疡是西医诊断病名，属于中医"胃脘痛、泛酸"范畴，一般通过纤维胃镜检查而确诊。

验方1　将1只老黄母鸡正常宰杀后连鸡油切块，加入大、小茴香各50克及少许食盐，放砂锅内炖熟，再加入50克黄蜡炖片刻，去除大、小茴香，将鸡肉、鸡油、鸡汤分成五份，每天取一份煮适量面条食下，五天食完鸡肉鸡汤为一个疗程，一般连食两三个疗程即效。

验方2　将30个熟鸡蛋黄捣碎，放入锅内，加入少许香油，小火炒至蛋黄焦黑时去渣，加入250克蜂蜜拌匀，放入冰箱冷藏保存。每天早晚各用温开水空腹冲服10克，服完为一个疗程，一般连服一两个疗程即效。

八、胃和十二指肠出血

胃及十二指肠出血主要是由胃、十二指肠溃疡，或糜烂性胃炎引起，出血较多时，大便呈黑色柏油样。

验方　取60克酸枣树根皮晒干切碎，加入白及、海螵蛸各12克，仙鹤草、生藕节各15克，煎汤服。每天一剂，一般三五剂即效，

九、呃逆

呃逆是中医病名，俗称"打嗝"。西医称"嗳气"，认为是因为膈肌痉挛引起的。

验方1　取一个一般大小的全瓜蒌煎汤约500毫升，一般早晚各服一半即效。

验方2　呃逆时，用中指按摩膻中穴，每次5分钟左右，一般早晚各按摩一次即效。

注：膻中穴位于胸骨正中线与两乳头连线的交叉点上（图2）。

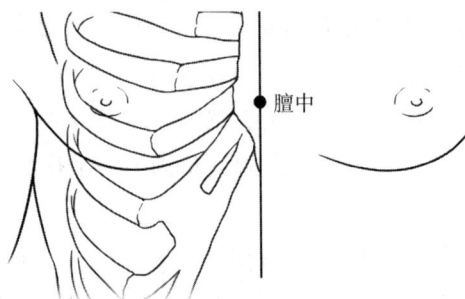

图2　膻中穴

验方3　取砂仁10克，用适量荞麦面块包裹烤焦，冷却后取出，加入槟榔、母丁香各2个，共研末。每次用酒冲服3克，一般日服两三次即效。

验方4　取蜂蜜20克、白萝卜50克共捣烂熬成膏。每次取10克左右细嚼慢咽，隔4～6小时再食一次，一般食两三次即效。

验方5　有的人呃逆时，饮一杯白酒即效。

十、胃下垂

验方1　取枳实、白术各15克，生姜、生麦芽、生神曲、生山楂各10克，共煎汤。每天一剂，早中晚分三次空腹服下，每次服药时加服补中益气丸10克，一般数日即效。

验方2　每天取猪胃约400克去脂膜洗净切碎，加入山药、莲子各50克打碎，再将升麻、柴胡、浮萍各12克（布包），共放入适量糯米煮粥，去除药包，分三次空腹食下，每次加服中成药补中益气丸10克，一般数日即效。

验方3　每天取苍术20克，加水600毫升，煎汤约450毫升，分早中晚三次服下，每次加服中成药补中益气丸10克，一般数日即效。

验方4　取猪胃1具去脂膜洗净，将200克黄芪、30克陈皮、30克升麻、30克浮萍共用布包放入猪胃内，棉线缝口，加适量清水和调料，文火将猪胃炖熟，分次食完猪胃、饮完汤，一般连食两三个猪胃即效。

验方5　一般连服数个醋蛋液即效（醋蛋液制作及用法见第一章第一节）。

第二节　肠道病症

本节介绍结肠炎、急性腹泻、慢性久泻、水样腹泻、老人腹泻、五更泻、大便不通、便秘、消化不良、疝气共十种肠道病症治疗验方。

一、结肠炎

验方1　将150克山楂片放砂锅内炒至发黏，稍微冒烟熄火，将150毫升白酒倒入锅内，再加水500毫升，微火边煮边搅动，直至山楂全化完（防止熬干），熄火后再加入150克红糖拌匀，分成4份，每天早晚各服一份，一般两天服完即效。

验方2　将50克老枣树皮晒干打碎，放入油锅内炒黄研末。每次冲服2克，每天三次，一般服完即效。

验方3　将100克小麦粉炒黄，加入30克红糖调成稠糊食下。每天早晚各一次，治疗期间忌食香蕉、柿子、油腻饮食，一般一周左右即效。

验方4　取熟地黄30克，白芍、当归各15克，甘草3克，共煎汤服。每天一剂，一般数剂即效。

验方5　取红枣50克（去核），山药、莲子各30克（略打碎），白扁豆20克（略打碎），白糖少许，共煮烂熟。每天早晚各食一半，一般连食数日即效。

验方6　取干马齿苋60克煎汤，加入红糖10克，冲服生大蒜泥15克。每天早晚各一次，一般一周左右即效。

验方7　取炒白芍25克、炒白术15克、防风10克、陈皮6克，共煎汤服。每天一剂，一般数剂即效。

验方8 取玉米棒芯100克切成小块，炒至微黄打粉，每天早晚各冲服10克，一般连服数日即效。

验方9 将10片生姜放油锅中炸至微焦。每次随食物嚼食三片，每天三次，一般连食数日即效。

验方10 一般连服醋蛋液数个即效（醋蛋液制作及用法见第一章第一节）。

二、急性腹泻

验方1 每天睡觉前和起床前仰卧床上，用食指和中指并拢搓揉脐周，顺时针方向和逆时针方向各300圈，一般数日即效。

验方2 取新鲜马齿苋200克洗净，每天早晚各生食20克，一般三五天即效。

验方3 取新鲜无花果或干无花果6个，煎汤服。每天一次，一般两三次即效。

验方4 将30克白矾研末，每次用1个熟鸡蛋蘸食5克，每天早晚各一次，一般三五日即效。

验方5 取罂粟壳1枚去蒂，乌梅、大枣各10个，煎汤服。每天一剂，一般一两剂即效。

验方6 取梧桐树叶500克煮水洗脚约30分钟，每天一次，一般三五次即效。

验方7 取石榴皮、椿树根白皮各50克，共烘干打粉，与200克小麦粉（炒微黄）混合。每次取100克用开水调成稠糊食下，每天一次，一般数次即效。

验方8 取生姜、红糖各30克，共煎汤30分钟去渣。每天清晨一次服下，一般连服一周左右即效。

三、慢性久泻

验方1 取生姜100克，切成黄豆大小姜块，与20克黄连（切片）共炒至生姜呈深红色时，将黄连取出打粉。每天用温水冲服3克，一般数次即效。

验方2　将2个苹果隔水蒸熟食下，每天早晚各一次，一般数日即效。

验方3　取干石榴皮15克煎汤，加入红糖10克，每天分两次服下，一般数日即效。

验方4　将鸡蛋壳30克，陈皮、鸡内金各10克，共炒黄打粉。每次冲服6克，每天三次，一般服完即效。

四、水样腹泻

验方　取风化石灰（即露天日久的生石灰）15克、茯苓45克共打粉，每次空腹冲服15克，每天一次，一般服完即效。

五、老人腹泻

验方　取煨诃子（用面团包裹诃子烤焦）、白矾各30克共打粉。每次用米汤冲服10克，每天一次，一般服完即效。

六、五更泻

五更泻，系中医病名，又名"鸡鸣泻"，因经常于凌晨鸡鸣前后腹泻而得名，是脾胃虚弱、夹湿所致。

验方1　取芡实、山药、白术、茯苓、莲子、薏苡仁、白扁豆各30克，共炒干（不炒焦）打粉，每天早晚各服15克，一般服完即效。

验方2　取新鲜大枣100克、柿饼5个，共放适量清水中煮至大枣翘皮、柿饼烂而不甜，食大枣、柿饼，饮汤，每天一次，一般数次即效。

七、大便不通

验方1 取香油、豆油、猪油各25克，共加热溶化后温服，一般一次即效。

验方2 取蜣螂（又称推粪虫、屎壳郎）2只焙干研末，用温水一次冲服，一般不久即效。

验方3 取枳实、皂角各30克，共打粉。每次冲服10克，每天两次，一般两三天即效。

验方4 取当归、白芷各30克，共打粉。每次冲服10克，每天两次，一般两三天即效。

验方5 取芦荟5克、朱砂0.5克，共研末。一次冲服，一般不久即效（孕妇不宜）。

八、便秘

验方1 一般连服醋蛋液数个即效（醋蛋液制作及用法见第一章第一节）。

验方2 取新鲜韭菜1000克焙干打粉，加入500克蜂蜜调和，放冰箱冷冻保存。每次温服50克，每天三次，一般服完即效。

验方3 每天早晚各用温水冲服蜂蜜20克，服后再食香蕉一两个，一般数日即效。

验方4 取无花果6个（新鲜、干品均可），加白糖10克煎汤服。每天一次，一般一两次即效。

验方5 取生藕粉50克、白面粉10克，用温水调和冲服。每天一次，一般三五次即效。

验方6 取葱白（连须）1根、生姜3片、食盐1克、淡豆豉7粒共捣烂，微波炉加热后做成饼，热敷肚脐上包裹固定，冷了再换一次，一般连换三五次即效。

验方7 取桃仁30克（去皮尖）焙干打粉。每次取一半，用当归、麻子仁（略打破壳）各15克煎汤冲服。每天一次，一般服完即效。

九、消化不良

消化不良是西医病名，通常表现为胃部痛胀不适，伴有大便不成形、粪便中有未完全消化的食物。

验方1　取白芍25克、莱菔子（包）15克、焦三仙各15克、陈皮10克，共煎汤服。每天一剂，一般数剂即效。

验方2　取焦三仙各20克、鸡内金12克、青皮10克共煎汤服。每天一剂，一般数剂即效。

验方3　取香附、枳壳、厚朴、炒白芍、大腹皮各10克共煎汤服。每天一剂，一般数剂即效。

验方4　取鸡内金10克，陈皮、砂仁各12克共打粉，加白米50克、白糖适量共煮粥食。每天一次，一般数日即效。

验方5　一般连服数个醋蛋液即效（醋蛋液制作及用法见第一章第一节）。

十、疝气

中医、西医对疝气的称呼基本相同，除称疝气外，中医还称其为狐疝、小肠疝。常见于男性儿童和老年人。是由于部分小肠通过腹股沟坠入阴囊而形成。一般认为，首选手术治疗，验方治疗是保守治疗方法。

验方1　①内服药：取橘子核、木香、柴胡、厚朴各10克，川楝子、桃仁、白芍、青皮、小茴香各7克，海藻、昆布各3克，共煎汤服，每天一剂。②外敷药：取雄黄、食盐、白芷、花椒、樟脑各10克，加入蓖麻子50粒，共捣烂。每次取五分之一，用温水调成糊，敷于右手心，包裹固定，每天换一次。内服药加外敷药，一般数周即效。

验方2　取粗大向日葵杆1棵（陈旧者更佳），将其内部白心切碎煎汤约300毫升，去渣，加入少许红糖服下。每天两次，一般数周即效。

验方3 取荔枝核、橘子核、龙眼核各15克略打碎，加入小茴香15克共煎汤服。每天一剂，一般数剂即效。

验方4 取生姜汁1碗，令患者仰卧床上，把生姜汁温热，将阴囊浸泡其中约15分钟，浸泡后仍仰卧床上10余分钟。每天一次，一般数周即效。

第三节 肝胆病

本节介绍胆囊炎、胆结石、甲型肝炎、乙型肝炎、黄疸型肝炎共五种肝胆病治疗验方。

一、胆囊炎

验方1 将1个猪胆囊倒出少许胆汁，装满绿豆，以胆汁浸没绿豆为度，扎口风干。每次取出绿豆20粒捣烂冲服，每天两三次，一般食两三个猪胆汁泡绿豆即效。

验方2 取一个猪胆囊，将胆汁倒入碗内，加入生江米150克捣烂如泥，每天早晚各冲服10克左右，服完为一个疗程，一般连服两三个疗程即效。

二、胆结石

验方1 每次取100克南瓜，或蒸食，或炒食，或煮粥食，每天两次，同时加服中成药胆乐胶囊，每次4粒，每天三次，一般一两个月即效。

验方2 取新鲜猫须草100克，或干猫须草50克煎汤服，每天一剂，一般数周即效。

注： 猫须草，也称猫爪草，主要产于我国南方，广东、海南、广西南部、云南南部、台湾及福建等地，网上可购。

三、甲型肝炎

验方　每次饮 10 克公猪胆汁，然后口含适量白糖，以除苦味。每天一次，一般一周左右即效。

四、乙型肝炎

以下几个验方，只可增强患者体质和机体免疫功能，减轻乙肝症状，不能将乙肝转阴。

验方1　每次取新鲜蒲公英 100 克，或干蒲公英 50 克煎汤服。每天一次，一般数月即效。

验方2　每次服蚂蚁粉 5 克，每天三次，一般一两个月即效。

验方3　一般连服数个醋蛋液即效（醋蛋液制作及用法见第一章第一节）。

五、黄疸型肝炎

验方1　取生绿豆粉 150 克，加入三四个猪苦胆汁、150 克蜂蜜、50 克冰糖共捣烂如泥，晒干打粉。每次冲服 10 克，每天三次，一般连服数日即效。

验方2　取茵陈、连翘、板蓝根、败酱草各 30 克，车前草、虎杖、丹参各 15 克，陈皮、红花各 10 克，生大黄 5 克，共煎汤服。每天一剂，一般数剂即效。

第四节　肛门病症

本节介绍内痔、内痔脱出、外痔、肛瘘、脱肛、肛周瘙痒、肛周肿痛共七种肛门病症治疗验方。

一、内痔

验方1 取14个鸡蛋，顶部各开一小口，倒出少许蛋清，再取僵蚕、全蝎各7克共焙干打粉，分别装入14个鸡蛋内搅匀，用软面块封口蒸熟。每天睡前吃一个鸡蛋，两周吃完14个鸡蛋为一个疗程，一般连食一两个疗程即效。

验方2 取马钱子7克、铜绿和白矾各1.5克、麝香1.2克共研末，每天睡前取适量涂撒痔疮上，一般连涂数日即效（孕妇忌用）。

验方3 取香椿子70克去壳炒焦打粉，打入1个鸡蛋拌匀，用菜籽油炒熟，每天晚上服用，一般连食数日即效。

验方4 每天睡前先取温水2500毫升，溶入25克食盐洗浴肛门20分钟左右，再将一支醋酸氟轻松软膏挤入肛门内三分之一，用卫生纸塞住肛门，再用食指和中指按摩肛周，顺时针和逆时针各200圈，一般数次即效。

验方5 将5只大田螺去壳放入瓶内，加入白矾末20克、香油10克共捣烂，片刻后田螺即化为水。用适量此水涂抹痔疮，每天两三次，一般数日即效。

验方6 取1个大红枣去核，将1个甲鱼头和1克铜绿共捣烂包裹于红枣内，用文火烤焦研末，先取秋海棠30克煎汤温洗患处，再将适量药粉用水调成稠糊涂抹痔疮。每天两次，一般三五天即效。

验方7 将2个皂角点燃，烟熏患处数分钟，再取10克白芷粉用鹅胆汁调成稠糊状涂抹患处。每天两次，一般三五天即效。

验方8 取干品癞蛤蟆草、刘寄奴、荆芥、蝉蜕、防风、瓦楞子、甘草各25克，干白凤仙花梗20克，共煎汤1000毫升，加入热醋300毫升、食盐10克，先熏后洗患处20~30分钟。每天两次，一般三五天即效。

验方9 取牛胆汁100毫升，加入适量荞麦面粉调和成100丸，每天冲服10丸，一般服完即效。

验方10 取芒硝50克、槐米（即干品洋槐花蕾）250克共煎汤，先熏后洗患处20～30分钟。每天两次，一般数日即效。

验方11 取鸡苦胆2个，用大注射器将胆汁吸入针管内，再将注射器针头换成开塞露管头，插入肛门内痔核部位，将鸡胆汁注入，并用棉花或卫生纸塞住肛门。每天晚上一次，一般三五次即效。

二、内痔脱出

验方 将1个大甲鱼头煅焦研末。取适量药粉扑撒在脱出内痔上，每天早晚各一次，一般数日即效

三、外痔

验方1 取10个大田螺去壳放入瓶内，加入白矾末10克、冰片1克，共捣烂，待田螺化成水后，用棉签蘸此水涂抹患处。每天两三次，一般三五天即效（孕妇忌用）。

验方2 每天取新鲜洋槐花1500克，或干洋槐花500克煎汤熏洗患处两三次，每次20余分钟。再取新鲜洋槐花500克，或干洋槐花50克煎汤服，每天一剂，一般三五天即效。

验方3 取2个鸡苦胆，每次取适量胆汁涂抹患处，每天一次，一般三五次即效。

四、肛瘘

验方1 取大蒜200克、水边柳树细根须150克，加水1000毫升煎20～30分钟，先熏后洗患处约30分钟，每天早晚各熏洗一次，一般数日即效。

验方2 取瓦楞子50克，芒硝、黄药子各30克，加水1000毫升煎20～30分钟，先熏后洗患处约30分钟，每天早晚各一次，每

剂药液可重复熏洗两三天，一般数剂即效。

五、脱肛

验方1 取浮萍、升麻30克打粉。每次取适量扑撒在脱肛上，每天两三次，一般数日即效。

验方2 取茜草根、石榴皮各15克，加水500毫升、白酒250毫升，小火共煮至500毫升左右去渣。每天早晚各服一半，一般三五剂即效。

验方3 取万年青根500克煎汤温洗患处20～30分钟，洗后再将5克五倍子粉扑撒在脱肛上。每天一次，一般一两周即效。

验方4 将1个大田螺连壳烤焦打粉，加适量猪油调成稀糊状。每次取适量涂抹脱肛上，每天早晚各涂抹一次，一般两三天即效。

六、肛周瘙痒

验方1 将150克生杏仁连皮捣烂。每次取适量涂抹肛周，每天两三次，一般数日即效。

验方2 取适量痱子粉涂擦肛周，每天早晚各一次，一般数日即效。

验方3 取黄柏、百部各30克煎汤热洗肛周。每次20～30分钟，每天早晚各一次，一般数日即效。

验方4 取地肤子、蛇床子各30克煎汤热洗肛周。每次20～30分钟，每天早晚各一次，一般数日即效。

七、肛周肿痛

验方1 取新鲜马齿苋、败酱草各500克，或干品各250克煎汤，熏洗患处20～30分钟。每天早晚各一次，一般数次即效。

验方2　每次取绿豆粉100克炒半熟，用开水调成稠糊状食下，每天两次，一般数日即效。

验方3　将250克紫草放入内有250毫升热油的锅中，炸5分钟，将油滤出，每天早晚用油各涂抹肛周一次，一般数日即效。

第四章　泌尿系统和前列腺病症

第一节　肾、膀胱和输尿管病症

本节介绍急慢性肾炎、肾炎后浮肿、肾炎后尿毒症、急慢性尿路感染、肾结石、膀胱结石、输尿管结石、尿频、老人尿频、尿失禁、尿闭不通、老人尿闭不通、乳糜尿、成年人尿床共十四种肾、膀胱、输尿管病症治疗验方。

一、急性肾炎和慢性肾炎

验方1　将100克大茴香装入内有尿液的1个猪膀胱内，令膀胱中的尿液浸没大茴香，扎口风干。每次取一个猪膀胱连大茴香煎汤，将汤分成三份，每天饮一份，三天服完为一个疗程，一般连服数个疗程即效。

验方2　取新鲜马齿苋500克、白糖50克，共煎汤服，或干马齿苋100克、白糖50克，共煎汤服，服后多饮水，每天一剂，一般连服数周即效。

验方3　将1个猪胃洗净，装入7个紫皮独头大蒜（去皮），放锅内将猪胃煮熟，分次食完猪胃饮汤，一般连食数个猪胃即效。

验方4　将1个鸡蛋顶部开一小口，倒出少许蛋清，把1条蜈蚣（去头、足）焙干研末装入鸡蛋内搅匀，用湿纸封口，把鸡蛋用黄泥包裹煨熟，剥壳食下，每天食一个，7天为一个疗程，隔三天再行下一个疗程，一般连食数个疗程即效。

验方5　将500克生姜去皮捣烂取汁，加入500克大枣（去核）、200克红糖，再加入黑丑、白丑各20克，共捣烂放入锅内蒸1小时，分成20份。每次嚼食一份，每天两次，十天食完为一个疗程，一般一两个疗程即效。治疗期间忌盐、酒及高脂饮食，如有腹泻，可口服蒙脱石散或复方小檗碱片治疗和预防（孕妇忌食）。

二、肾炎后浮肿

验方1　将一条约250克的鲫鱼去鳞及内脏，将10克大蒜和用清水浸泡过的赤小豆装满鱼腹，用棉线缝口后放入锅内，不放盐蒸熟，配少许红糖、米醋，一次或分次食完，连食7条为一个疗程，一般一两个疗程即效。

验方2　将一条约250克的鲫鱼去鳞及内脏，把50克茶叶、6克黑矾放入鱼腹内，用棉线缝口后放入锅内，不放盐蒸熟后去除茶叶，于半空腹时一次或分次食下，每次食后饮浓茶约500毫升，不久会有大量小便排出，每天治疗一次，一般三五天即效（孕妇慎用）。

三、肾炎后尿毒症

验方1　取一条约250克的鲫鱼去鳞及内脏，切块，加入葱白150克、生姜3片及少许黄酒、酱油、食盐、陈醋、红糖蒸熟，一次或分次食下，每天一条，一般连食数条即效。

验方2　取大黄、益母草、车前草、生牡蛎、制附子、黄芪各10克，炒枳壳3克，共打粉，加水调和为20丸。每次取1丸放患者肚脐内用胶布固定，三天换一次，连续放两个月为一个疗程，一般数个疗程即效（孕妇慎用）。

四、急性尿路感染和慢性尿路感染

验方1 将2个红皮鸡蛋洗净，顶部各开一小口倒出少许蛋清，将14粒白胡椒粉分装入两个鸡蛋内拌匀，用面块封口，将鸡蛋蒸熟，每天早晚空腹各食一个，一般连食数周即效。

验方2 取新鲜猫须草100克（或干品50克）煎汤服，每天一剂，一般数剂即效（猫须草产地见第三章第三节）。

五、肾结石

验方1 取白菜、红萝卜各50克，黑木耳20克（水泡），共炒熟食下，每天两三次，一般数周即效。

验方2 将核桃仁、冰糖各20克，香油25克共捣烂冲服，每天一次，一般数周即效。

验方3 同本章本节"急性尿路感染和慢性尿路感染"验方2。

六、膀胱结石

验方1 每次嚼食生南瓜子30克，每天三次，一般数日即效。

验方2 每次嚼食油炸核桃仁50克、白糖10克，每天早晚各一次，一般数日即效。

验方3 同本章本节"急性尿路感染和慢性尿路感染"验方2。

七、输尿管结石

验方1 取新鲜杉树嫩枝芽、白糖、红糖各100克，共煎汤服，每天一剂，一般连服数剂，半个绿豆大小结石可排出。

验方2 取金钱草25克、鸡内金3个，共煎汤服，每天一剂，一般连服数剂即效。

验方3 同本章本节"急性尿路感染和慢性尿路感染"验方2。

八、尿频

验方1　每天睡前仰卧床上，将食指和中指并拢，按摩中极穴，顺时针和逆时针方向各100圈，一般三五天即效。

注：中极穴位于脐下四寸，约患者本人五横指（图3）。

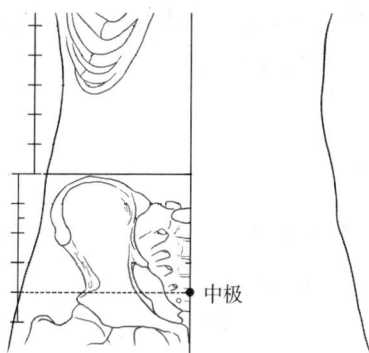

图3　中极穴

验方2　取玉米须100克煎汤服，每天两次，一般数日即效。

验方3　将杜仲50克浸泡于500毫升白酒中一昼夜，每次饮杜仲酒30毫升，每天三次，一般服完即效。

验方4　将炒小茴香、炒江米各50克共打粉。每次冲服20克，每天一次，一般服完即效。

验方5　取14粒白果，用面团包裹烤半熟食下，每天一次，一般数日即效。

验方6　每天睡前，用白酒送食三五个核桃仁，一般数日即效。

九、老人尿频

验方1　取盐炒益智仁30克煎汤服，每天一次，一般连服数剂即效。

验方2　取煅牡蛎、煅赤石脂各150克，共打粉，每次用淡盐水冲服20克，每天一次，一般服完即效。如果出现便秘，用适量番泻叶泡茶饮治疗和预防。

十、尿失禁

验方1 取白芷15克煎汤服，每天一次，一般数剂即效。

验方2 取蔷薇花根750克晒干打粉。每次用白酒送服20克，每天早晚各一次，一般服完即效。

十一、尿闭不通

验方1 将3个蟋蟀焙干研末，一般一次冲服即效。

验方2 将1个大螺蛳去壳不洗，加食盐末2克共捣烂，敷于关元穴，用麝香止痛膏固定1小时去掉，一般不久即效（孕妇忌用）。

注：关元穴位于肚脐下三寸，约患者本人四横指（图4）。

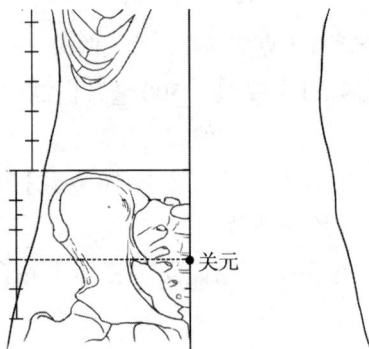

图4 关元穴

验方3 将葱白、白矾各10克共捣烂敷于肚脐上，用胶布固定，一般不久即效（孕妇慎用）。

十二、老人尿闭不通

验方1 取活蚯蚓5条洗净、小茴香10克，共捣烂冲服，一般不久即效。

验方2　取蜜炒黄芪15克、陈皮（去白）5克、甘草4克，共煎汤服，每天一剂，一般一周左右即效。

十三、乳糜尿

验方1　每天取山楂100克煎汤服，一般一两周即效。

验方2　一般连服数个醋蛋液即效（醋蛋液制作及用法见第一章第一节）。

十四、成年人尿床

验方1　取桑螵蛸12克，金樱子、覆盆子、白蒺藜各15克，加适量清水，小火煎30分钟去渣，再加入蜂蜜10克，每天早晚各服一半，一般数日即效。

验方2　取葱白7根、硫黄10克，共捣烂如泥，每天晚上睡前敷肚脐上包裹固定，次日晨去掉，一般连敷数次即效。

验方3　取公鸡肠30付洗净焙干研末，每次用黄酒冲服10克，每天三次，一般一周左右即效。

验方4　取桑螵蛸100克焙干打粉，每次用白酒冲服10克，每天两次，一般服完即效。

儿童尿床见第十四章"小儿病症"。

第二节　前列腺病症

本节介绍前列腺炎、前列腺增生肥大共两种前列腺病症治疗验方。

一、前列腺炎

验方1　取新鲜马齿苋500克捣烂取汁，加10克白糖服下，每天早晚各一次，一般一周左右即效。

验方2　每天睡前和起床前仰躺床上，将食指和中指并拢按摩会阴穴，顺时针和逆时针各100圈，一般数日即效。

注：男性会阴穴位于阴囊根部与肛门连线的中点上；女性会阴穴则位于大阴唇后联合与肛门连线之中点上（图5）。

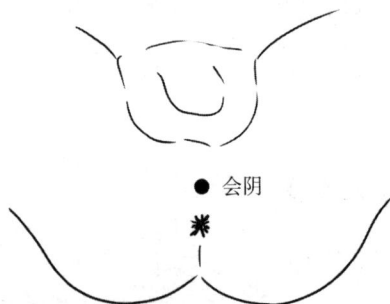

● 会阴

图5　会阴穴

验方3　每天食生南瓜子50克，一般数日即效。

验方4　取车前子、陈皮、通草各15克，共煎30分钟去渣，加入绿豆、高粱米各50克煮粥食，每天一次，一般数日即效。

二、前列腺增生肥大

验方1　取新鲜桃树叶150克，或干桃树叶50克煎汤服，每天一剂，一般数周即效。

验方2　每天睡前先用热水烫脚约30分钟，再用热毛巾热敷会阴部及尿道30分钟，然后生食南瓜子50克，一般数日即效。

验方3　取益智仁、山药、黄芪、白术、酸枣仁、五味子、党参、桑螵蛸、山萸肉、杜仲、续断、煅龙骨、煅牡蛎各50克，先用淡盐水拌一下，再隔水蒸约30分钟，晒干打粉。每次用蜂蜜水冲服10克，每天三次，一般服完即效。

第五章　代谢、内分泌和血液病症

第一节　代谢、内分泌病症

本节介绍糖尿病、肥胖症、消瘦症、甲状腺功能亢进症、甲状腺功能减退症、下肢浮肿、畏寒症、自汗、盗汗共九种代谢、内分泌病症治疗验方。

一、糖尿病

糖尿病是西医诊断病名，中医叫消渴病，主要表现为多饮、多尿、多食、消瘦。

验方1　将2个鸡蛋打入碗中，加入2个核桃仁、三五片水泡黑木耳，搅匀，再加适量调料蒸熟，早晚各空腹食一半，一般连食一两个月即效。

验方2　每次取洋葱100克炒食，每天一次，一般连食数周即效。

验方3　每天取新鲜红薯叶150克、冬瓜200克，共煮熟，分两次食下，并饮汤，一般数周即效。

验方4　每天空腹食50克生花生米，一般数周即效。

二、肥胖症

身体胖瘦，一般用身体质量指数（BMI）来判定，BMI=体重

（千克）/身高（米）的平方，正常值为：18.5～23.9kg/m²，小于18.5kg/m²为偏瘦，24～27.9kg/m²为偏胖，大于28kg/m²为肥胖症。

验方1 周一至周三，每天只食红萝卜、白菜、白萝卜、芹菜，食用方法及数量不限；周四、周五，每天增加100克瘦肉；周六、周日，每天再增加100克主食，如感饥饿难忍，可适当增加果蔬。这样坚持一周，一般可减轻体重5千克左右。

验方2 每天煮老桑叶作茶饮，并控制主食，增加运动，一般数日即效。

验方3 取新鲜荷叶50克，或干荷叶15克煎汤服，并控制主食，增加运动，一般数日即效。

三、消瘦症

消瘦症，如上所述，BMI <18.5，数值越小，消瘦程度越重。

验方1 先取200克大米煮粥，待粥煮熟后，再取山药100克、奶酪15克、白糖10克共捣烂如泥加入粥中，再煮片刻待温，一日内分次食完，并可加入适量鸡蛋、奶、瘦肉末，一般数周即效。

验方2 将50克豌豆加入500毫升鸡汤内，煮沸后放入100克鸡肉泥、50克西红柿、50克牛奶、4个鸡蛋及适量调料，待豌豆煮熟后勾芡，尽量一日内食完，并可根据自己的食量增减豌豆、鸡肉泥和鸡蛋数量。同时，每天取20克龙眼肉煎汤，早晚分两次食完龙眼肉饮完汤。一般数日即效。

四、甲状腺功能亢进症

甲亢，在中医中叫瘿病，主要表现为多汗、怕热、多食、消瘦等。

验方1 取去皮白萝卜500克、紫菜10克（用水浸泡）、新鲜橙皮50克切丝，加水适量煮20分钟，加少许食盐食下，每天一次，一般数周即效。

验方2　取郁金、柴胡、海带、佛手各15克，共煎30分钟去渣，加入白米100克、红糖20克煮粥食，每天一次，一般数周即效。

验方3　一般连服数个醋蛋液即效（醋蛋液制作及用法见第一章第一节）。

五、甲状腺功能减退症

验方　取人参10克，熟附子、干姜、肉桂、山萸肉各12克，桂枝、黄芪、炙甘草、炒白芍、茯苓、炒白术、丹参、当归、鸡血藤、泽泻、党参、莲子各15克，共煎汤服，每天一剂，一般数周即效。

六、下肢浮肿

验方1　取羊肉100克，当归、菟丝子各15克，生姜10克，加水适量，用小火将羊肉炖熟，加少许调料，食羊肉饮汤，每天一剂，一般数剂即效。

验方2　一般连服数个醋蛋液即效（醋蛋液制作及用法见第一章第一节）。

七、畏寒症

验方1　将250克狗肉切块，放油锅内略炒一下去膻味，加入大茴香10克，陈皮、草果（打碎）各6克，肉桂5克，去皮生姜3片，大蒜4瓣（去皮），共炖至狗肉烂熟。一次或分次食完狗肉饮完汤为一剂，连食5剂为一个疗程，一般三五个疗程即效。

验方2　取黑豆15克、大枣6个、去皮生姜3片，加水煮至黑豆熟，空腹食下，每天一次，一般连食数周即效。

验方3 取上好枸杞子200克，浸泡于500毫升白酒中半个月。每次饮枸杞酒40毫升，每天早晚各服一次，一般连服数周即效。

八、自汗

自汗，即比一般人出汗多。

验方1 将100克郁金打粉，每次睡前取适量用温水调成稠糊涂敷于两乳上包裹固定，次日晨去掉，一般连敷数次即效。

验方2 取黄芪、煅牡蛎粉、生地黄、熟地黄、麻黄根、当归各15克，甘草30克，浮小麦80克，大枣10枚，共煎汤服，每天一剂，一般三五剂即效。

九、盗汗

盗汗，即入睡后出汗。

验方1 取小麦50克（略捣破皮），布包黄芪、麻黄根、麦冬各15克，红枣10个，黑米100克，共煮粥，去掉药包食下，每天一次，一般数日即效。

验方2 取五倍子20克研末，每次取适量用米汤调成稠糊，敷于肚脐上包裹固定，每两天换一次，一般数日即效。

验方3 将煅五倍子30克、煅白矾15克共打粉，分成7份，每次取一份，用鸡蛋清或唾液调成一个软药丸放入肚脐内，用胶布固定，每两天换一次，一般连用数次即效（孕妇慎用）。

第二节 血液病症

本节介绍缺铁性贫血、血友病皮下血肿共两种血液病症治疗验方。

一、缺铁性贫血

验方1 每天取阿胶10克研末，打入1个鸡蛋，加入黄酒20克、红糖10克、清水20毫升，拌匀蒸熟鸡蛋，温食，一般连食数日即效。

验方2 一般连服数个醋蛋液即效（醋蛋液制作及用法见第一章第一节）。

二、血友病皮下血肿

验方 将500克芒硝研末，每次取适量，用冷水调成糊状涂敷血肿处，包裹固定3小时去掉，过半小时后再涂敷一次，一般连敷数次即效。

第六章 神经精神病症

第一节 神经病症

本节介绍三叉神经痛、肋间神经痛、坐骨神经痛、脑神经痛、末梢神经炎、面神经炎、手抖、失眠多梦共八种神经病症治疗验方。

一、三叉神经痛

三叉神经分布于面部，有3条，分别为眼神经、上颌神经和下颌神经。疼痛发作时，表现为该神经分布区域电击样或撕裂样疼痛。

验方1 取麝香0.1克用棉花包裹塞于疼痛一侧耳内，一般不久即效（孕妇忌用）。

验方2 一般连服数个醋蛋液即效（醋蛋液制作及用法见第一章第一节）。

二、肋间神经痛

肋间神经痛常发生于胸部或腹部，呈条带状出现阵发性或持续性疼痛。

验方1 取瘦猪肉、红萝卜各100克，黑豆25克，丹参、生姜各50克，葱白10克，桃仁、红花、陈皮各12克，食盐5克，共煮至猪肉熟，食猪肉、红萝卜、黑豆、葱、姜、桃仁，饮汤，每天一剂，一般数剂即效。

验方2　一般连服数个醋蛋液即效（醋蛋液制作及用法见第一章第一节）。

三、坐骨神经痛

坐骨神经是人体一条最长的单一神经，常因为其根部受压，引起尾骶部、臀部、大腿、小腿，甚至足踝部后方烧灼样或刀割样阵发性或持续性疼痛。

验方1　取川牛膝、五加皮、当归各50克，加入食盐500克，共炒10余分钟，装入布袋中热熨患处，冷了再炒热。每次热熨30分钟左右，每天两次，一般三五天即效。

验方2　取红糖600克、生地黄100克，当归、川芎、地龙、木瓜、千年健各60克，肉桂、海桐皮、桂枝、羌活各30克，麻黄、红花各20克，共捣碎，放入1500毫升白酒中，将酒坛用布扎口，上面扣一个碗，埋入阴凉处地下约40厘米深处，7天后取出坛子。每次服坛中酒50毫升左右，每天两次，一般服完即效。

验方3　一般连服数个醋蛋液即效（醋蛋液制作及用法见第一章第一节）。

四、脑神经痛

脑神经痛通常表现为眼睛、颌颊下部，或咽喉、扁桃体、舌部、耳部，或后枕、头上部疼痛。

验方　一般服醋蛋液数个即效（醋蛋液制作及用法见第一章第一节）。

五、末梢神经炎

末梢神经炎是周围神经炎的一种，表现为手、足等远端肢体感觉异常，如麻木感、针刺感、烧灼感、蚁行感、触痛感等。

验方1 取生黄芪、鸡血藤、白芍、桂枝、当归、桃仁、红花、川芎、生姜、大枣各12克，共煎汤服，每天一剂，一般数剂即效。

验方2 如末梢神经炎发生于手足及上肢、下肢部位，取地肤子、蛇床子、黄柏、苦参、没药各20克共煎30分钟，趁热泡洗患处约30分钟，每天一次，一剂药煎汤反复泡洗7天为一个疗程，一般连续泡洗两三个疗程即效。如果末梢神经炎部位无法浸泡，则用毛巾浸药液热敷。

验方3 一般连服数个醋蛋液即效（醋蛋液制作及用法见第一章第一节）。

六、面神经炎

面神经炎是由于面神经受损引起的面肌瘫痪，或称面神经麻痹，表现为口眼歪斜、闭眼不能、流涎等。

验方1 取皂角、尖椒各7个，加入公鸽子粪7块，共捣烂，加水1500毫升煮至约500毫升去渣，再继续熬至滴水成珠样。每次取适量摊涂在白布上敷患处（口眼向右歪，敷左侧面部；口眼向左歪，敷右侧面部），包裹固定，每两天换一次，一般三五天即效。

验方2 取30克蓖麻子捣烂做成薄饼贴面部（口眼向右歪，贴左侧面部；口眼向左歪，贴右侧面部），包裹固定，每两天换一次，一般三五天即效。

验方3 取1条大黄鳝，用针刺其头部，将其血涂抹患者面部（口眼向右歪，涂左侧；口眼向左歪，涂右侧），每天涂抹两次，一般三五天即效。

七、手抖

手抖是指手部不由自主的颤动或抖动，通常与神经性疾病有关。

验方1　取猪心1具洗净，切开一个口，装入当归10克、人参5克，用棉线缝口，小火将猪心炖熟，去掉当归、人参，一次或分次食完猪心、饮完汤，一般连食三五个猪心即效。

验方2　取少海穴，用大拇指按揉5分钟，再用艾条灸约20分钟，一般数次即效。

注：少海穴位于手臂肘部，当屈肘时，肘横纹内侧尽头处（图6）。

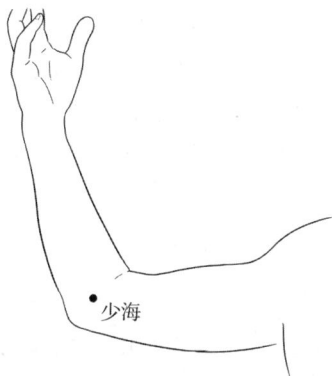

图6　少海穴

验方3　取黄芪、龙骨各20克，远志、当归各15克，木香、川芎、熟地黄、赤芍各12克，共煎汤服，每天一剂，一般数剂即效。

验方4　一般连服数个醋蛋液即效（醋蛋液制作及用法见第一章第一节）。

八、失眠多梦

验方1 取干品酸枣树根连皮30克,远志、茯神、琥珀、丹参各15克,合欢花、夜交藤各12克,共煎汤服,每天一剂,一般数剂即效。

验方2 取新鲜花生叶250克,或干花生叶150克煎汤服,每天早晚各一次,一般数日即效。

验方3 取酸枣仁、旱莲草、丹参、女贞子、合欢花、夜交藤各20克,琥珀、远志各15克,麦冬、五味子、百合、甘草各12克共煎汤,早晨服三分之一,晚上睡前服三分之二,一般连服数剂即效。

验方4 每天晚上睡前饮200毫升酸奶,一般数日即效。

验方5 对于肝阳上亢,心神不宁之失眠多梦者(表现为头晕目眩、头胀痛、头重脚轻、腰膝酸软、舌红少津、脉弦细数,伴有心神不宁、失眠多梦),取浮小麦50克,石决明、珍珠母、夜交藤各20克,合欢花、赤芍各15克,黄芩、黄柏、丹参、麦冬、沙参各12克,共煎汤服,每天一剂,一般数剂即效。

验方6 一般连服数个醋蛋液即效(醋蛋液制作及用法见第一章第一节)。

以上验方3、5不宜联合应用。

第二节　头痛和头晕

本节介绍普通头痛、多年顽固性头痛、遇风头痛、遇热头痛、遇寒头痛、偏头痛、情绪性头痛等七种不同类型头痛的治疗验方和一种头晕治疗验方。

一、普通头痛

普通头痛,又称无明确诱因的头痛。

验方1　取远志5克研末，用水调和为两丸，分别塞于双侧鼻孔内，一般不久即效。

验方2　将2只蝉（又称"知了"）焙干，加入朱砂、乳香各0.5克共研末，用水调和成绿豆大小药丸。每次每个鼻孔内各放一粒，不久，鼻孔中即流出黄水。每天放药丸一次，一般放两三次即效（孕妇忌用）。

验方3　取当归100克，加入白酒250毫升，文火煎至约150毫升。一次或分次服下。每天一剂，一般两三剂即效。

验方4　取炮附子、煅石膏各10克，冰片、麝香各0.3克共研末。每次温服1.5克，每天两次，一般连服一周左右即效（孕妇忌用）。

验方5　取僵蚕、良姜各20克共研末。每次用温水冲服3克，每天两次，一般服完即效。

验方6　取苍耳子、川芎各20克共焙干研末。每次用温水冲服10克，每天一次，一般服完即效。

二、多年顽固性头痛

验方1　取生川乌、天南星各5克共研末，用生葱汁调和成饼，贴于两太阳穴，用胶布、纱布固定，一般不久即效。

注：太阳穴位于头部两侧，两眉梢与两外眼角连线的中点向后一横指凹陷处（图7）。

验方2　取菊花、白芷、川芎各30克，防风15克，共煎30分钟去渣，打入2个鸡蛋炖熟，吃鸡蛋饮汤。每天一剂，一般两三剂即效。

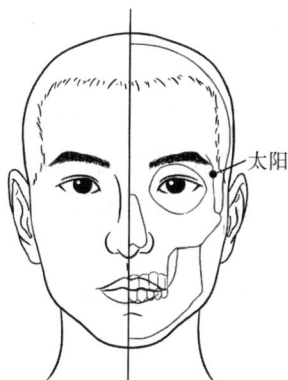

图7　太阳穴

验方3 取川芎30克、鸡蛋6个，加水约600毫升，共煮2~3分钟，把鸡蛋略敲破壳，再小火煮30分钟左右。每天用三分之一药汤冲食2个鸡蛋，食完6个鸡蛋为一个疗程，一般连食两三个疗程即效。

验方4 将1个羊脑、2个鸡蛋、100克红糖共放入适量水中，炖熟羊脑和鸡蛋，再倒入100毫升黄酒。一次或分次食完羊脑、鸡蛋，饮完汤为一个疗程，一般连食两三个疗程即效。

三、遇风头痛

遇风头痛，中医称其为头风，即遇到风吹而发作的头痛，患者为避免头痛发作，常以布巾裹头。

验方1 每天睡前一次或分早晚两次，饮下生牡荆汁250毫升，同时，每晚睡觉时以500克干菊花布包作枕。一般三五天即效。

注：牡荆是一种灌木或小乔木，在我国江南各省广泛分布，北方较少见。收集牡荆汁时，将嫩牡荆枝条剪下，用火烧其远端，剪断面即有汁液流出，将其收集起来即可。

验方2 取1个一般大小的正在开花的向日葵盘，加适量清水煮沸10分钟，令患者头部对着向日葵花盘热气熏10~20分钟。每天一次，一般数次即效。

验方3 取10克川芎剪碎，放入100毫升白酒中浸泡半小时左右，点燃白酒，待白酒燃烧约一半时熄火待温，去渣饮下，并卧床加盖被子出微汗。每天早晚各一次，一般一两天即效。

四、遇热头痛

遇热头痛，即遇风热而发作的头痛。

验方1 取山豆根10克研末，用香油调和成饼，贴敷于两太阳穴，用胶布、纱布固定，一般不久即效。

验方2　睡前取决明子10克研末，用茶水调和作饼，贴于两太阳穴，用胶布、纱布固定，一般一宿即效。

验方3　取茶叶、川芎各12克共煎汤服。每天一剂，一般三五剂即效。

验方4　取菊花、生石膏、川芎各20克共研末。每次冲服5克，每天两次，一般服完即效。

验方5　取荆芥穗、生石膏各30克共研末。每次冲服6克，每天两次，一般服完即效。

验方6　取地龙、姜半夏、茯苓各30克共研末。每次以荆芥10克、生姜三片煎汤送服6克，每天两次，一般服完即效。

五、遇寒头痛

遇寒头痛，即遇风寒而发作的头痛。

验方1　从立冬之日起，每天取干荆芥穗500克布包作枕，另取2000克铺于薄褥子下，一般到来年立春之日去掉即效。

验方2　每天取当归、防风、木通各10克共浸泡于白酒中72小时（白酒多少以三味药浸完为度）后煎汤。睡前服下，随后去掉枕头入睡，一般两三次即效。

验方3　将2枚生附子蒸30分钟左右晒干，加入川芎、生姜各30克，共焙干研末。每次冲服3克，每天两次，一般数日即效（孕妇忌用）。

验方4　取川芎、熟地黄、连翘、薄荷各6克共煎汤，趁热倒入碗中，以鼻吸入热气，待温服下。每天一剂，一般两三剂即效。

六、偏头痛

验方1　取生姜3片，用桑白皮包裹打湿，放炭火上将生姜煨熟待温，分别贴于印堂穴和两太阳穴，用胶布固定，一般不久即效（太阳穴部位见本节"多年顽固性头痛"）。

注：印堂穴在头部，两眉毛内侧端中间的凹陷中（图8）。

验方2　取茯神60克研末。每次冲服6克。每天两次，一般数日即效。

验方3　取延胡索7枚、青黛6克、皂角（去皮、子）2个共研末。每次取2克，用温开水调成稀糊，左侧偏头痛，滴入左侧鼻孔内三五滴，右侧偏头痛，滴入右侧鼻孔内三五滴，双侧偏头痛，滴入双侧鼻孔内各三五滴，同时，牙咬一枚铜钱，一般不久便有口水流出，即效。

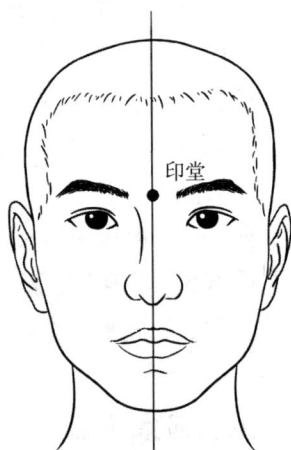

图8　印堂穴

验方4　取防风、白芷各30克共研末。每次以茶水冲服10克，每天一次，一般服完即效。

验方5　取制天南星、法半夏、白芷各10克共研末，加入生姜5克、葱白2根共捣烂如泥，做成饼，贴于两太阳穴，用胶布、纱布包裹固定，一般不久即效（太阳穴部位见本节"多年顽固性头痛"）。

验方6　取川楝子50克，加适量白酒炒热布包，热熨头痛部位。每次约20分钟，每天两次，一般数日即效。

验方7　在10毫升白萝卜汁内溶入0.4克冰片，令患者仰卧，左侧偏头痛，滴入右侧鼻孔内三五滴，右侧偏头痛，滴入左侧鼻孔内三五滴，双侧偏头痛，滴入双侧鼻孔内各三五滴，一般不久即效（孕妇忌用）。

七、情绪性头痛

情绪性头痛，中医称其为气厥头痛、气郁头痛等，即因生气、焦虑等情绪变化引起的头痛。

验方1　取乌药、川芎各30克共研末。每次冲服6克，每天两次，一般服完即效。

验方2　取炒香附30克、川芎30克共研末。每次以茶水冲服6克，每天两次，一般服完即效。

八、头晕

头晕，患者表现为自觉天旋地转，症状严重者称为眩晕，有时伴有恶心、想吐。

验方1　取人参5克、熟地黄20克、天麻15克、蔓荆子12克共煎汤服。每天一剂，一般三五剂即效。

验方2　取藿香、佩兰、香附各30克共焙干研末。每次冲服6克，每天3次，一般三五天即效。

验方3　将新鲜苍耳草嫩心60克晒干研末。每次冲服3克，每天两次，一般服完即效。

验方4　取黄芪、天麻各40克共布包，加水炖熟1只黄母鸡。分次食鸡肉饮汤，一般连食两三只鸡即效。

验方5　给鸽子喂食大量醋，去毛及内脏（留心肝），洗净，将20克天麻放入鸽子腹中缝口，放砂锅内，加水不放盐炖熟。一次或分次食鸽子肉、饮汤，7只鸽子为一个疗程，一般连食一两个疗程即效。

验方6　将6个鸡蛋与30克独活同放适量水中煮沸两三分钟，将蛋壳略敲破，再煮20分钟左右，将汤分为3份。每天吃2个鸡蛋，饮1份汤，三天吃完为一个疗程，一般连吃两三个疗程即效。

第三节　脑中风

本节介绍一种急性脑中风处置方法及脑中风后半身不遂、脑中风后不能言语、脑中风后口眼歪斜、脑中风后眩晕四种脑中风后遗症治疗验方，另介绍一种预防脑中风验方。

一、急性脑中风

凡遇到既往有脑血管病史患者突然倒地、不省人事、不能言语，或口眼歪斜，多为脑梗死或脑出血，统称为脑中风或脑卒中。

方法　急救时，速将患者扶起坐在地上，迅速用缝衣针直刺其十指指尖，令其出血，如果刺不出血，用手挤出血，一般患者不久即清醒。如果患者口眼歪斜，施救者则用手拉揉其双耳，直至双耳发红，再在两耳垂上各刺两针，令其各出血两三滴，一般几分钟后患者口眼歪斜可恢复正常。经过如此处置后，再急送医院进一步治疗，一般患者可避免或减少出现后遗症。

二、脑中风后半身不遂

验方1　一般连服数个醋蛋液即效（醋蛋液制作及用法见第一章第一节）。

验方2　每次食生洋葱约50克，每天两三次，同时，每天取20克银杏叶泡茶饮，连续五天停三天为一个疗程，一般数个疗程即效。

验方3　每次取荆芥、防风各12克，红枣3枚，葱白（连须）7根，韭菜根7棵共煎汤，每天早晚各服一半。每次服后，令患者多盖被子卧床微出汗，如果第一天服药后有汗出，则继续用此法治疗，一般数周即效。如果无汗出，则停止此法治疗。

验方4　取白术、杜仲各15克，生川乌、生草乌、木瓜、金银花、川牛膝、当归、防风、乌梅、秦艽、全蝎各10克，蜈蚣3条，白糖150克，白酒1500毫升，共装入一个坛子里，用布扎口后放锅内，加水至三分之二坛子深，大火烧开，小火煮约1小时取出坛子，用碗扣住坛子口后埋入阴凉处地下30厘米深处踏实，一昼夜取出。每次饮坛中酒约40毫升，每天两次，一般饮完即效（经、孕期妇女慎用）。

验方5　取豨莶草、忍冬藤、蜂蜜、炒金银花各30克，制川乌、制草乌各15克，全蝎5只，蜈蚣3条，白酒1500毫升，共装入一个坛子里，用布扎口后放入锅内，加水约三分之二坛子深，大火烧开，小火煮约1小时取出坛子。每次饮坛中酒约40毫升，每天两三次，一般饮完即效（孕妇慎用）。

验方6　取木瓜、川牛膝各15克，麻黄5克，共用布包，放入1只去毛开膛后的鸡腹内（男性患者用母鸡，女性患者用公鸡），用棉线缝口，加水适量，不放调料将鸡炖熟，分次食鸡肉饮汤，并将鸡骨头烤黄研末，用米酒冲服，一般连食数只鸡即效。

验方7　取炮山甲（若无穿山甲，可用数倍炮猪蹄甲代替）、炮川乌、红色海蛤壳各15克，共打粉，先取一半，加入适量葱白捣成糊状，敷于患者两足心，用塑料包裹固定，令其不透水，将双足浸泡于热水中，直到身体发麻出汗，片刻后将双足底药糊去掉，避风12小时，半个月后再用另一半药粉治疗一次，一般治疗两三次即效。

验方8　取制附子50克（去皮、脐），羌活、乌药各100克，共打粉。每次取10克，用生姜3片煎汤冲服，每天早晚各一次，一般服完即效。此验方中，制附子毒性较附子降低，且用量极少，除儿童外，无其他禁忌。

以上验方4、5、8不宜联用。

三、脑中风后不能言语

验方　将铜绿100克加入200毫升牛奶中研碎，再加入100毫升清水搅匀去渣，小火熬干后再研入0.5克麝香，共放入50克江米煮熟的粥中，搅拌均匀。先取一半，用30毫升薄荷酒（10克薄荷放入60毫升白酒中浸泡三天）和30毫升朱砂酒（0.5克朱砂放入60毫升白酒中浸泡三天）送服，服完后，患者会有青绿色唾液吐出和恶物泻下。隔一天再用同样方法服另一半，一般连服数次即效（孕妇忌用）。

四、脑中风后口眼歪斜

验方1 取新鲜针叶松叶子250克捣烂，浸泡于500毫升白酒中48小时。每次温服此酒100毫升左右，每天一次，服后头部会有汗出，一般连服数次即效。

验方2 取干品荆芥150克煎汤服，每天一剂，一般连服数剂即效。

五、脑中风后眩晕

验方 取菊花150克、天麻15克，共煎汤服，每天一剂，一般连服数剂即效。

附 预防脑中风验方

验方1 每天食炒亚麻籽50克。久服则步履端健、言语流利、思维敏捷，不发中风。

验方2 将白薮40克、熟附子20克共打粉。每次用温酒冲服2克，每天两次，服完为一个疗程。每隔2个月服一个疗程，长期坚持，不发中风。服药期间忌食猪肉，忌饮冷水。

第四节 精神疾病

本节介绍狂躁型精神分裂症、非狂躁型精神分裂症和癫痫病发作共三种精神疾病治疗验方。

一、狂躁型精神分裂症

患狂躁型精神分裂症者，常见精神亢奋、狂躁不安、喧扰不宁、骂詈毁物、多动易怒。

验方1　取芒硝20克，礞石25克，黑丑、白丑、郁金、大黄、桃仁各15克，莪术、枳壳各10克，干姜、木香各5克，共煎汤服。此方峻烈，泻下甚强，如果服后泻下甚猛，应给予静脉补液，以防虚脱，可隔日或三日服一剂；如果服后泻下不甚，可每天一剂（泻下甚猛者较泻下不甚者效果好）。一般连服数剂即效。此方禁用于经孕期妇女、有肠胃病者、有心脏病者及体质虚弱者。禁用于非狂躁型精神分裂症患者。

验方2　将20克干甜瓜蒂研末，每天早晨用凉开水冲服1克，片刻后口含适量白糖，不久便有口水流出，口水流尽，饮稀米粥半碗，一般连服数日即效（此方不宜用于孕妇、体质虚弱者和患有心脏病者）。

二、非狂躁型精神分裂症

非狂躁型精神分裂症患者常见表情淡漠、沉默呆滞、语无伦次。

验方1　取炒枣仁、丹参、旱莲草、夜交藤各15克，女贞子、合欢花各10克，麦冬、五味子、甘草各6克，共煎汤，每天早晨服三分之一，晚上睡前服三分之二。失眠严重者，药量加倍，一般数剂即效。

验方2　取活蚯蚓7条洗净放入瓶内，加入白糖细粉10克摇匀，不久，蚯蚓即化成水，去除萎缩虫体，令患者一次饮下，隔日一次，一般数次即效。

验方3　同"狂躁型精神分裂症"治疗验方2。

三、癫痫病发作

癫痫病，俗称"羊角风"，发作时有小发作和大发作之分。小发作者症状局限，表现为视觉障碍、口唇或肢体抽搐，持续时间数秒钟或数分钟不等。大发作者症状是全身性的，表现为患者突然倒地、口吐白沫、不省人事、肢体强直阵挛、上肢屈曲、下肢伸直抖动、两眼直视、口唇青紫，甚者有舌咬伤，可有尿失禁，持续数分钟至数十分钟不等。治疗方法相同。

验方1 急取青菜叶或青草一把，放患者口中，一般不多时患者即会苏醒。再取青橄榄500克放砂锅内煮十余沸取出，去核捣烂如泥，再放入砂锅内熬成稠糊状，加入白矾40克拌匀，令患者每天早晚各温服约15克，一般服完即效（孕妇忌用）。

验方2 取60度白酒200毫升倒入小铁锅内，放入4个连壳鸡蛋，点燃白酒，边烧边翻动鸡蛋，当鸡蛋约半熟时，略敲破蛋壳，继续烧至火息蛋熟，令患者早晚各食两个，连食3个月为一个疗程，一般食一两个疗程即效。

验方3 将1对公鸡肾捣烂如泥，令患者一日内一次或分次用温开水服下，一般连服一两周即效。

验方4 将7个蚕蛹、30克白糖共煎约20分钟，令患者连汤带蛹一次食下，一般连食一两周即效。

验方5 取鲜品红茎红叶蓖麻子根30克，煎汤约300毫升，令患者每天早晚各取一半，与10毫升陈醋同服，同时早晚各食一个鸡蛋，每天一剂，一般数剂即效（孕妇忌用）。

验方6 取蝉蜕30克、雄黄20克、一般大小蜈蚣（去头足）20条、白矾12克，共焙干打粉，令患者每天用温水冲服2克，服后大便稀薄、吐痰，属正常情况，一般连服数日即效（孕妇忌用）。

验方7 将500克橄榄连核捣烂如泥、郁金250克共加水1000毫升，煎成浓汁去渣，加入白矾末（有微毒）250克，继续熬成稠糊，令患者每次用温水冲服 10 克，每天两次，一般数日即效（孕妇忌用）。

验方 8　取黄豆 500 克、干蚯蚓 60 克、白胡椒 30 克，共加水适量，文火煮至水干黄豆熟，将黄豆取出晒干打粉。每次令患者冲服 15 克，每天两次，一般服完即效。

第七章　骨伤科病症

第一节　外伤病症

本节除介绍一种骨折接骨法外，还介绍了跌打损伤、跌打伤筋、跌打伤骨、腰扭伤、外伤出血五种外伤病症治疗验方。

一、骨折

验方1　将1只乌鸡去毛、去内脏，加桑白皮、五加皮、血竭、嫩茶叶、海螵蛸、乳香、没药、煅牡蛎各50克，共捣烂如泥，然后将骨折复位，再把适量药浆包裹在骨折处，用塑料布、纱布、夹板固定4小时，去除药物（不可延时），再用夹板固定好，每天如此治疗一次，一般一个月左右即效。

验方2　将250克新鲜骨碎补烂捣如泥，包裹在复位后的骨折处，用塑料布、纱布、夹板固定，每天换药一次，一般两三周即效。

验方3　取干品骨碎补、苏木各100克，共打粉，用米酒调成稠糊状涂敷在复位后的骨折处，用塑料布、纱布包裹，用夹板固定，每三天换一次，一般两三周即效。

二、跌打损伤

验方1　每天饮自己晨尿液，从每次50毫升开始，逐渐增加到200毫升，一般数周即效。

验方2　用自己的晨尿温洗患处20～30分钟，每天两次，一般数周即效。

验方3　取半斤左右鲫鱼1条、独核皂角1个、黑胡椒7粒、栀子9个、生姜3片、葱白3根、苎麻根15克、酒糟10克、面粉5克、白酒30毫升，共捣烂如泥，炒热温敷患处，用塑料布、纱布包裹固定，一般数周即效。

验方4　将干冬瓜皮、牛皮胶各150克研末，每天用温酒冲服20克，服后卧床盖被子保暖，一般服完即效。

验方5　取冬季干菊花连枝叶50克，加入10岁以下儿童尿液、白酒各300毫升左右，煎汤服，每天一剂，一般数周即效。

验方6　取新鲜骨碎补500克捣烂涂敷患处，用塑料布、纱布包裹固定，每两天换一次；或干品骨碎补50克研末，加温开水调成糊状敷患处，用塑料布、纱布包裹固定。每三天换一次，一般一两周即效。

三、跌打伤筋

验方1　取约250克新鲜韭菜捣烂，包裹患处，用塑料布、纱布固定，每天换一次，一般一周左右即效。

验方2　取骨碎补、伸筋草、苏木各15克，煎汤熏洗患处约30分钟，每天两次，一般一周左右即效。

四、跌打伤骨

验方1　取江米、皂角各250克，铜钱50克，共炒至江米、皂角焦黄，去除铜钱共打粉，用白酒调成稠糊涂敷患处，用塑料布、纱布包裹固定，每天换一次，一般数周即效。

验方2　取天南星、木鳖子各120克，乳香、没药、肉桂各30

克，共打粉，加入去皮生姜250克、小麦面粉20克，共捣烂。每次取适量用陈醋调成稠糊状涂敷患处，用塑料布、纱布包裹固定，每两天换一次，一般数次即效。

五、腰扭伤

验方1 取续断、大黄、骨碎补、没药、归尾、炒猪蹄甲粉、丝瓜络、赤芍、虎骨（用数倍狗骨代替）各12克，醋淬自然铜、刘寄奴各5克，共煎汤服，每天一剂，一般数剂即效。

验方2 取橙子核、炒香附各16克共打粉。每次用温酒冲服3克，每天两次，一般数日即效。

六、外伤出血

验方1 将约100克生石灰放入牛胆囊中，以胆汁浸没生石灰为度，阴干后取出生石灰打粉，需要止血时，取适量撒敷在出血伤口上，加压包裹固定，一般一次即效。

验方2 如果是小伤口，可在伤口上撒适量白糖粉，加压包裹固定，一般一次即效。

验方3 取生石灰300克，加适量新鲜马齿苋共捣烂如泥，晒干打粉，需要止血时，取适量撒敷在出血伤口上，加压包扎固定，一般一次即效。

第二节 筋骨病症

本节介绍股骨头缺血性坏死、脚跟痛、颈椎病、腰椎病、腰腿痛、腿足抽筋、骨质增生、肩周炎、落枕、手足冰冷共十种筋骨病症治疗验方。

一、股骨头缺血性坏死

验方1　取黄芪、酒浸白芍、炒白术、党参、茯苓、熟地黄、当归、肉桂、炒川芎、炙甘草各15克，共煎汤去渣，加入瘦猪肉、猪肚、墨鱼各100克，狗骨粉150克及适量调料、清水，将猪肉、猪肚、墨鱼炖烂熟。一次或分次食完肉、饮完汤，每天一剂，一般数周即效。

验方2　取生地黄、熟地黄、赤芍、骨碎补、淫羊藿、当归、川芎、补骨脂、山萸肉、山药、独活、肉桂、仙茅各12克，制附子10克，共煎汤服，每天一剂，一般数周即效（孕妇忌用）。

验方3　取炒猪蹄甲30克，蜈蚣3条，血竭（另包、打粉、冲服）、水蛭、三七各6克，杜仲、当归、川芎各15克，除血竭外其余各药共用布包，再加入狗骨粉150克及适量清水，小火煎45分钟去除药包及药渣，用药汤分两次冲服血竭，每天一剂，一般数周即效（孕妇忌用）。

验方4　一般连服数个醋蛋液即效（醋蛋液制作及用法见第一章第一节）。

以上验方1、2、3不宜联合应用。

二、脚跟痛

验方1　取500克螃蟹（去除腹部），威灵仙、木瓜、川牛膝、海桐皮各12克，共放入500毫升米醋中，小火煎约30分钟去渣，每天早晚各温服一半，每天一剂，一般数日即效。

验方2　将50克芥菜籽打粉（即芥末），每次取适量用陈醋调成稠糊，敷于患足跟部，用塑料布、纱布包裹约1小时去掉，隔一天再敷一次，一般数次即效。

三、颈椎病

验方1 每次治疗时,两腿叉开与肩同宽,两手叉腰,用头带动颈部,按笔顺写"米"字,两眼随笔顺转动,每一笔都始末到位。每次重复"写"10遍,每天早晚各一次,一般数日即效。

验方2 一般连服醋蛋液数个即效(醋蛋液制作及用法见第一章第一节)。

四、腰椎病

验方1 取1000克面粉,用白酒调成稠糊装入布袋中,缠于腰部患处,外用塑料布固定,一般连续固定三五个昼夜即效。

验方2 取金银花根、生地黄各500克,鸡血藤250克,杜仲、桂枝各200克,共浸泡于5000克白酒中7天。每次饮酒量从10毫升开始,逐渐增加至50毫升,每天3次,直至身体有麻木感,继续服一周后减量至每次服25毫升,每天3次,再服一周为一个疗程,一般一两个疗程即效。

五、腰腿痛

验方1 将2个猪肾去膜洗净切片,加炒杜仲30克,共放砂锅内,加水适量将猪肾炖熟,分次食完猪肾、饮完汤为一剂,一般连食数剂即效。

验方2 将2个猪肾去膜洗净切片,加入炒杜仲、补骨脂、小茴香各20克,加水适量,小火炖至肾片发黑,分次食完肾片、饮完汤为一剂,一般连食数剂即效。

验方3 取核桃仁50克,补骨脂、狗脊(中药名)各20克,红枣10枚,猪尾1条(切块),加水适量及食盐少许将猪尾炖熟。一次或分次食完核桃仁、猪尾、红枣,并饮完汤为一剂,一般连食数剂即效。

验方4 取白术、杜仲、淫羊藿、肉苁蓉各12克，木瓜、川牛膝、当归、川芎、金银花、麻黄、乌梅、防风、秦艽、全蝎各9克，蜈蚣3条，白糖250克，白酒1500毫升，共装入坛子里，用布扎口后放入锅内，加水至三分之二坛子深，大火烧开，小火煮约30分钟取出坛子，用碗扣住坛子口，埋入阴凉处地下约一尺深踏实，24小时后取出坛子。每次饮坛中酒约40毫升，每天两三次，一般轻者饮一半，重者饮完即效。

验方5 一般连服数个醋蛋液即效（醋蛋液制作及用法见第一章第一节）。

六、腿足抽筋

验方1 将10个猪蹄壳洗净，加米醋100毫升、清水500毫升，放高压锅内炖约30分钟去渣，一天内服完汤，一般连服三五天即效。

验方2 将21个猪蹄壳洗净，再将1000克沙子炒热，放入猪蹄壳爆炒至极度膨胀，取出打粉，分成七份，每天冲服一份，一般七天服完即效。

验方3 取2瓣大蒜，切开1瓣反复擦两足心至发热，再饮冷水嚼食一瓣，每天一次，一般数次即效。

验方4 取吴茱萸50克，加白酒200毫升，小火煮至约40毫升去渣，分两次温服，每天一剂，一般数剂即效。

验方5 取楠木枝叶150克熬水，热洗双足30分钟，每天早晚各一次，一般数日即效。

验方6 一般连服数个醋蛋液即效（醋蛋液制作及用法见第一章第一节）。

七、骨质增生

验方1 每次将500~1000毫升陈醋煮沸，用毛巾热敷患处约30分钟，每天两三次，一般数日即效。

验方2 将15克红辣椒浸泡于500毫升白酒中，密封两周，每天饮辣椒酒约15毫升，每天两次，同时，用此酒反复擦患处20~30分钟，每天一次，一般数日即效。

验方3 取生甘草、当归、黄芪、木瓜、白扁豆、党参、白芍、威灵仙、石菖蒲、川芎、桂枝、花椒、麻黄、五味子各50克，共打粉，用蜂蜜调和成50丸，每天早晚各服一丸，一般服完即效。

验方4 先用温湿毛巾擦干净患处，再取50毫升陈醋。每次涂抹患处适量，用手掌由轻到重反复揉搓，发黏不润滑时再涂陈醋适量，直至陈醋用完，揉搓结束后，拍打患处一分钟，每天治疗一次，一般数次即效。

八、肩周炎

验方1 取制附子、桂枝各10克，桑枝30克，羌活15克，共用布包，与猪蹄1对及适量清水和调料共炖至猪蹄烂熟，一天内一次或分次食完猪蹄、饮完汤，一般连食数对猪蹄即效（孕妇禁用）。

验方2 取干品乌梢蛇1条，加入适量白胡椒、生姜、食盐，将乌梢蛇炖熟，肉汤同食，每天一条，一般连食数条即效。

验方3 取羌活15克，当归、党参、川芎、白芍、桑枝各12克，甘草10克，共用布包，再取羊肉100克及适量调料，加水适量，将羊肉炖熟，食羊肉饮汤，每天一次，一般数日即效。

验方4 取老桑枝60克、老母鸡1只，加适量调料共炖至老母鸡烂熟，分次食完鸡肉、饮完汤，一般连食三五只鸡即效。

验方5 一般连服数个醋蛋液即效（醋蛋液制作及用法见第一

章第一节）。

九、落枕

验方1　取葛根30克、生白芍24克、柴胡12克、甘草9克，共煎汤服，用15克红糖化水作引子，每天早晚各服一半。每次服后卧床约1小时，一般一两剂即效。

验方2　落枕两天内者，用冰袋冷敷枕部，每次约20分钟，每天两次，一般连敷两三次即效。

十、手足冰冷

验方1　取人参10克、枸杞子25克，共煎汤服，每天一剂，一般数剂即效。

验方2　取干艾叶250克煮水约5000毫升，倒入恒温泡脚盆内浸泡手足，每天一次，每次1小时，一次煮水可重复温热浸泡手足一周，一般连续浸泡数周即效。

验方3　取生附子10克、上好酒曲5克，共捣烂，用白酒调成稠糊分别敷于两足心和两手心，用塑料布、纱布包裹固定，两天换一次，一般连换数次即效（孕妇禁用）。

第三节　风湿、类风湿和关节病

本节介绍风湿性关节炎、类风湿关节炎、风寒湿痹、风湿性半身不遂、风湿性瘫痪、历节痛风、鹤膝风、痛风共八种风湿、类风湿和关节病症治疗验方。

一、风湿性关节炎

风湿性关节炎是一种结缔组织病，是由A组乙型链球菌感染引起，大关节、小关节均可受累，表现为关节肿胀、疼痛、活动受限，一般不引起关节变形。

验方1 将1只青皮青蛙放入500毫升白酒中，再加入250克土茯苓共浸泡一周。每次饮此酒约30毫升，每天两三次，一般数周即效。

验方2 取3个红皮鸡蛋洗净，放入150毫升白酒中，令白酒没过鸡蛋，点燃白酒翻动鸡蛋，待熄火后，将鸡蛋去壳与残留白酒一次空腹食下，然后卧床，加被子出微汗，每天一次，一般数次即效。

验方3 取白芥子、花椒各15克，共焙干研末。每次取适量用鸡蛋清调成稠糊涂敷患处，用塑料布、纱布包裹固定，五六个小时开始发热，再过三四个小时取下，每天一次，一般三五周即效。

验方4 取干猫须草100克煎汤服，每天一剂，一般连服数周即效。

二、类风湿关节炎

类风湿关节炎属于自身免疫性疾病，通常是由于长期自身免疫功能低下引起，一般侵犯指间关节和趾间关节，表现为小关节肿胀、疼痛、僵硬，甚至变形。

验方1 取当归、红花、桂枝、羌活、地枫皮（也叫追地风、钻地风等，产于我国广西西南部和云南东南部，亦可网购获得）各20克，加水约2000毫升，大火烧开，小火煎至约1000毫升去渣，加入白糖250克，冷却后再加入白酒1000毫升。每次温服40毫升，每天三次，一般服完即效。

验方2 每天服山蚂蚁粉6克，一般连服数月即效。

验方3 一般连服数个醋蛋液即效（醋蛋液制作及用法见第一章第一节）。

验方4 同"风湿性关节炎"治疗验方4。

三、风寒湿痹

患风寒湿痹者，常有关节疼痛、肌肉酸痛、局部肿胀、僵硬等症状，遇到寒冷、潮湿、阴雨天，症状加重。

验方1　取制川乌15克、薏苡仁20克、蜂蜜30克、生姜（去皮）10克，共捣烂如泥，加白米50克共煮粥，一天内分3次食下，7天为一个疗程，一般连食三五个疗程即效（孕妇禁食）。

验方2　取桃仁、白芍各12克，红花、独活、当归、川芎各10克，乳香、没药、羌活、秦艽、川牛膝、天麻各6克，制川乌3克，加水和米酒各1000毫升，煎汤服，每天一剂，一般数周即效（孕妇慎用）。

验方3　取干品地皮菜（即地木耳）360克，苍术、当归、大茴香各60克，黄芪90克，共打粉。每次用甜酒送服10克，每天3次（初服前几天，疼痛会加重，属正常情况），逐渐增加至每次服15克，每天三次，一般连服数周即效。

四、风湿性半身不遂

验方1　取蚕沙1500克炒约20分钟，分装3袋。每次用1袋热熨患处约20分钟，冷了再换1袋，连续热熨3袋，不少于60分钟，每天一次，一般数月即效。

验方2　将50克生附子浸泡于1000毫升白酒中7天，每天饮附子酒约50毫升，隔日一次，服完为一个疗程，一般服一两个疗程即效（孕妇禁服）。

五、风湿性瘫痪

风湿性瘫痪者，常见顽痹疼痛、筋骨挛缩、四肢功能严重受限，甚至生活不能自理。

验方1 取海风藤、青风藤、地枫皮、黄蒿各200克，浸泡于1000毫升白酒中，密封三天，每天晚上睡前服此药酒约20毫升，一般连服数周即效（孕妇慎服）。

验方2 将500克干品木贼草（也称节节草）剪碎，加米醋1500毫升煮约30分钟，先熏后泡洗1小时左右（冷了再加热），每天一次，一般数周即效。

验方3 取垂柳细枝条约1000克剪碎，加水2000毫升，小火煮至约1000毫升去渣，再加入洋槐花蜂蜜1000克搅匀，每天早晚各服20毫升，一般服完即效。

验方4 将100克粳米煮至烂熟，加入生姜汁10毫升、制川乌粉10克搅匀，再煮约20分钟待温，再加入洋槐花蜂蜜20毫升拌匀食下，每天两次，一般数周即效（孕妇禁食）。

验方5 将3000克河沙放烈日下暴晒极热，以患者能忍受为度，令其坐热沙上约30分钟，每天一次，一般数周即效。

六、历节痛风

患历节痛风者，先从两踝部起，由下而上逐节疼痛，逐渐痛至两膝部，数日后疼痛至两股部，再逐渐痛至腰部、肩部、肘部，日轻夜重。

验方 取壁虎6个、蛴螬6个，共用湿纸包裹烤焦，加入蚯蚓10条、木香粉50克、乳香粉30克、麝香6克、冰片3克，共捣烂研碎，每天用温酒冲服10克，一般数周即效（孕妇禁服）。

七、鹤膝风

鹤膝风系中医病名，相当于现代医学的结核性膝关节炎，表现为患者膝关节肿大疼痛，大腿和小腿变细、消瘦，肌肉萎缩，酷似仙鹤膝腿而得名。

　　验方1　取上好酒糟200克、皂角2个、芒硝50克、生姜100克，共捣烂如泥。每次取适量用白酒调成稠糊涂敷患处，用塑料布、纱布包裹固定三天取下，休息三天为一个疗程，一般连续治疗数个疗程即效。

　　验方2　取长约10厘米的白条鱼10条，加入白糖50克，共捣烂如泥涂敷患处，用塑料布、纱布包裹固定两天取下，隔一天再治疗第二次，一般连续治疗数周即效。

八、痛风

　　验方1　取干猫须草100克煎汤服，每天一剂，一般数周即效。

　　验方2　取新鲜苦瓜、新鲜当归各100克共切片，放油锅内炒片刻，加入2个鸡蛋，加入适量调料炒熟，一日内食完，一般连食数周即效。

　　验方3　取赤小豆、薏苡仁各50克，共煮粥食，每天两次，一般数周即效。

第八章　性病病症

第一节　非传染性男性病症

本节介绍阴囊湿疹、阴囊湿痒、睾丸肿痛、遗精症、阳痿症、早泄症共六种非传染性男性病症治疗验方。

一、阴囊湿疹

阴囊湿疹是湿疹的一种，不具有传染性，其表现是阴囊皮肤有丘疹，伴有瘙痒。

验方1　将3个熟鸡蛋黄放铁勺内捣碎，加少许香油，用文火反复翻炒，直至蛋黄发黑去渣。用棉签蘸蛋黄油涂擦患处，用塑料布包裹，每天早晚各一次，一般三五天即效。

验方2　取甘草30克煎汤，每天用甘草水擦洗患处两三次，一般数日即效。

验方3　取炉甘石10克、海蛤壳5克，共研粉。取适量扑撒患处，并反复搓揉，每天早晚各一次，一般数日即效。

二、阴囊湿痒

阴囊湿痒即阴囊潮湿，无皮疹而瘙痒，不同于阴囊湿疹。

验方1　将10个猪膀胱倒出尿液，洗净，烤焦打粉，分成十份，每天用淡盐水或低度酒冲服一份，一般服完即效。

验方2　取地骨皮100克、吴茱萸50克，共煎汤熏洗患处约半小时，每天早晚各一次，一般数日即效。

三、睾丸肿痛

验方1　取橘子1个，川楝子、秦艽、陈皮、赤芍、甘草、防风、泽泻各12克，共煎汤服，每天一剂，一般连服一两周即效。

验方2　将100克杉木烤焦，加入100克苏叶共打粉，每次取适量，用冷水调成稠糊涂敷患处，用苏叶包裹固定，每天换一次，一般三五天即效。

四、遗精症

验方1　将桑螵蛸50克打粉，每次用淡盐水冲服5克，每天早晚各一次，一般三五天即效。

验方2　将120克刺猬皮烤焦打粉，分成七份。每次用甜酒冲服一份，每天一次，一般服完即效。

验方3　取熟地黄100克，山药、山萸肉、干鱼鳔（可网购）各60克，龙骨50克，芡实、海蛤壳、牡丹皮、茯苓、莲须各30克，共捣碎。每次用温酒冲服15克，每天早晚各一次，一般服完即效。

验方4　将500克干荷叶打粉，每次用温酒冲服10克，每天早晚各一次，一般服完即效。

验方5　取菟丝子120克，莲子、茯苓、山药各50克，共打粉。每次用温酒冲服10克，每天三次，一般服完即效。

验方6　取莲子、茯苓各100克，蒸菟丝子250克，放入适量白酒中浸泡三天，取出晒干打粉，与100克熟山药和适量蜂蜜共捣烂如泥。每次取25克，用15克木瓜煎汤冲服，每天两次，一般服完即效。

以上验方3、5、6不宜联合应用。

五、阳痿症

验方1 取炒黄精、菟丝子各200克，鹿茸血片、炒牡丹根、丁香各100克，炒黑米850克，共打粉，加入白糖500克，用适量熟猪油调成糊状，冷冻保存。每次温食50克，每天三次，食完为一个疗程，一般连食两三个疗程即效（治疗期间忌房事）。

验方2 取山药、菟丝子、鹿茸血片各30克略打碎布包，浸泡于500毫升白酒中15天，每天早晚各服白酒30克，连服数周即效（治疗期间忌房事）。

验方3 取沉香20克，盐炒川楝子肉、酒炒去瓤枳壳、酒炒韭菜子各100克，木香、食盐各30克，共打粉。每次用蜂蜜水冲服10克，每天早晚各一次，连服数周即效（治疗期间忌房事）。

验方4 将山萸肉30克、细辛10克共打粉，每天晚上取适量，用水调成稠糊敷于肚脐上包裹固定，次日晨去掉，一般连敷周即效（治疗期间忌房事）。

验方5 取蛇床子、韭菜子、山萸肉、五味子、菟丝子各200克共打粉。每次用蜂蜜水冲服10克，每天三次，数周即效（治疗期间忌房事）。

以上验方不宜联合应用。

六、早泄症

验方1 取活蚯蚓11条，剖腹洗净，与新鲜韭菜20克共捣烂，用温酒冲服，每天一次，一般数周即效。

验方2 取煅龙骨、煅牡蛎、山萸肉各15克，桑螵蛸、沙蒺藜、韭菜子、茯苓、菟丝子、金樱子、芡实各12克，共煎汤服，每天一剂，一般数周即效。

验方3 取细辛、丁香各20克，加入95%酒精100毫升中浸泡半个月，一般用此液擦拭男性龟头后两三分钟，行房事即效。

验方4　房事前30分钟，将适量达克罗宁油膏涂抹男性龟头上，一般即效。

第二节　传染性性病

本节介绍梅毒、性病淋巴结肿大、性病淋巴结肉芽肿、硬下疳和软下疳共四种传染性性病治疗验方，另附预防梅毒传染验方。

一、梅毒

梅毒是由梅毒螺旋体引起的侵犯多系统的慢性传染性疾病，早期表现为外生殖器出现小红斑点和淋巴结肿大等。中医称其为杨梅疮、棉花疮等。

验方1　将200克木瓜烤焦存性打粉，每次用蜂蜜水冲服10克，每天两次。同时，将2000克土茯苓浸泡于2000毫升儿童小便中12小时，取出晒干，每天取200克煎汤代茶饮。一般连服数周即效。

验方2　将500克核桃壳烤焦存性打粉，每次用白酒冲服10克，每天两次，连服三五天后，一般会有脓血便排出，服一周后改为每天服一次，再服一周。然后，每天取熟地黄、白芍、当归、人参、白术、茯苓、炙甘草各12克煎汤服，每天一次，连服两周以善其后。

验方3　取土茯苓500克，杏仁15克（去皮尖），金银花、皂角刺、蝉蜕、僵蚕各5克，共煎汤约600毫升，第一天服一半，第二天服另一半，避风、忌茶。隔两天再服一剂，一般连服七八剂即效。

二、性病淋巴结肿大

性病淋巴结肿大，中医称为性病横痃期，表现为双侧腹股沟淋巴结肿大，质硬，肤色正常，按之微痛。

验方 取皂角刺30克捣碎布包，与100克江米共煮粥，去除皂角刺布包食下，每天一次，一般一周左右即效。

三、性病淋巴结肉芽肿

性病淋巴结肉芽肿主要表现为生殖器部位出现水疱样损害、双侧腹股沟淋巴结肿大，继续发展可出现皮肤象皮肿和淋巴结肉芽肿，并发直肠狭窄，中医称其为性病鱼口毒。

验方1 取新鲜芙蓉花、叶、根各100克，加入白矾10克，共捣烂如泥涂敷患处，包裹固定，三天换一次，一般换两三次即效。

验方2 先取夏枯草25克、苍耳子15克共煎汤，频频温洗患处约30分钟，然后再取生荔枝核、生橄榄核、生核桃仁各15克共捣烂如泥，放入250毫升陈醋中浸泡12小时，用此药醋频频涂擦患处约30分钟，遂后再将150克黄柏烤焦存性打粉，加入100克松花粉拌匀，取适量扑撒患处，每天一次，一般两周即效。

四、硬下疳、软下疳

硬下疳、软下疳常发于男性患者阴茎、包皮、龟头和女性患者大、小阴唇，是梅毒感染后最早发生的皮肤黏膜病结节。初起时，结节质硬不痛，称为硬下疳。随着硬结逐渐增大、变软或溃烂，疼痛明显，称为软下疳。二者治疗方法相同。

验方1 养1只白鹅，只喂白米三五天，将鹅粪收集起来放新瓦上焙干研末，每次取5克，加入朱砂、冰片各0.5克，再研成细末。治疗硬下疳和软下疳未溃烂者，先用雄猪胆汁涂润患处，再撒上适量药粉包裹固定，每天早晚各一次。治疗软下疳已溃烂时，将适量药粉直接扑撒患处包裹固定，每天早晚各一次，一般三五天即效（孕妇忌用）。

　　验方2　先取金银花、甘草、葱白各15克煎汤洗净患处，再将3个橄榄核烤干存性，加入冰片0.5克共打粉，对硬下疳和软下疳（无论是否溃烂），均可用凉开水将药粉调成糊状涂敷患处包裹固定，每天换一次，一般数次即效（孕妇忌用）。

　　验方3　对硬下疳、软下疳发生于男性龟头者，无论溃烂与否，均取鳖甲1付焙干研末，每次取适量，用鸡蛋清调成糊状涂敷患处包裹固定，每天换一次，一般一两周即效。

　　### 附　预防梅毒传染验方

　　凡患有梅毒者，极易传染亲近人。

　　验方　预防传染：取雄黄、辣椒（去籽）各25克，杏仁100粒（蒸熟去皮尖），共捣烂。每次用白酒冲服5克，每天两次，一般服完即效（孕妇忌用）。

第九章　意外与中毒

第一节　意外

本节介绍上吊、溺水、冻伤不省人事共三种意外急救方法。除此之外，应及时送医就诊。

一、上吊

方法　凡上吊者，切不可急于割断绳索。

1.施救者速用鸭蛋大小布团塞紧患者肛门（若系女性，还要塞紧其前阴），不令其泄气。然后，速将其抱住割断绳索，快速扶其坐在地上。

2.令一人急用双手按住患者双肩，另一人紧提其头发（如果没有头发，则用双手托扶其头），务必不可令其头颅下垂。

3.令一人轻揉按摩其咽喉，一人按压其心胸，再有一人按摩其腹部。

4.速令二人用竹管或塑料管往患者两耳内吹气，一人对患者间断口对口吹气，不可停止。

5.令一人速取一只鸡（男患者取公鸡，女患者取母鸡），用针刺破鸡冠，将鸡冠血滴于患者鼻孔内数滴（男患者滴左侧鼻孔内，女患者滴右侧鼻孔内）。

6.再令二人将患者两大拇指并拢，两指甲面朝上放平，用线带束紧，找到两个少商穴（又称鬼哭穴），用火灸之，并同时灸两足心。

注：少商穴位于拇指末节桡侧，指甲根脚侧上方0.1寸（图9）。

如此急救半小时左右，一般患者可有气从口中出，但施救者不可停止，速取少许淡姜汤或米汤灌其口中，以润其喉，各种施救直至患者能动为止。

凡上吊者，从早上吊到晚上，尽管身体已凉，只要体软、心窝有微温，按照此法施救，多吹气、多按摩，仍可救活。但是，若是从晚上上吊，过夜到次日早上，身已凉者，则难以救活。

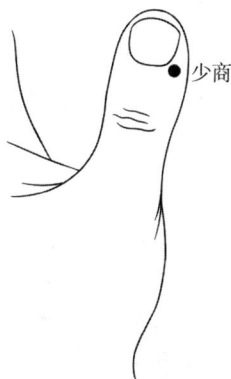

少商

图9　少商穴

二、溺水

对溺水者，捞出后立即将其口撬开，横插入一根筷子，以便令腹中水流出。

方法1　夏季溺水者，速将溺水人面朝下，将肚腹横放在一头牛背上，两边有人扶住，牵牛缓缓而行，溺水人腹中水便从口及大小便中流出。如果找不到牛，则令一人手足撑地，腰成"弓"状，像放在牛背上一样，将溺水人放在活人背上，令"弓"腰人前后、左右摇动，溺水人腹中水亦即流出。然后，点燃一卷粗纸，以烟熏其鼻一两分钟，再取10克皂角研末，用竹管或塑料管吹入其鼻孔内少许。经过如此施救，溺水人一般会慢慢微有喷嚏而苏醒，再予饮少许米汤即可。

方法2　冬季溺水者，要速将其湿衣撕下，擦干身体，裹上暖衣被，将其头朝下侧歪，并轻摇，令其腹中水流出。速炒食盐500克布包，热熨其腹部，同时厚铺被褥，取草木灰多多摊在被褥上，令溺水人裸体俯卧其上，肚脐下垫一厚厚棉枕，用毛巾将溺水人双眼蒙住，以防草木灰进入其眼内，再用多多草木灰将溺水人厚埋，上面再加被褥。

多用草木灰，是因为草木灰暖而拔水，若将一只溺水而死不久的苍蝇埋入草木灰中，片刻即复活。

无论是夏季还是冬季，在急救中，还需如下操作。①令二人用塑料管往溺水人两耳孔内吹气，不可停止。②将10克生半夏研末，取适量用塑料管吹入溺水人肛门内，再取少许吹入其鼻孔内。③取生姜汁10克，将一丸苏合香丸化开，灌入溺水人口内，并用生姜片反复摩擦其牙齿。一般如此施救不久，溺水人便会苏醒。如系冬季，苏醒后再予少许淡姜汤即可。

方法3 无论是夏季还是冬季，如果溺水者被捞出后尚有微气，或已无微气，但其前胸尚温，可用下述简单方法施救。施救者迅速脱下自己的贴身暖衣给溺水人换上，抱住溺水人，以暖真身，并将其头朝下侧歪、轻摇，令其腹内水流出，然后点燃一卷粗纸，用烟熏其鼻三五分钟，并将适量生半夏末吹入其鼻孔内，一般溺水人不久便微有喷嚏而苏醒。

三、冻伤不省人事

寒冬被冻伤者，虽然不省人事，但其前胸若有微温仍可救活。倘若被冻伤不省人事者微笑，需急捂其口，否则大笑而死不可救矣。

方法1 施救者速用塑料管往其两鼻孔内各吹入黄豆大一团半夏末，再取一碗草木灰炒热布包，热熨其心窝，草木灰冷了再换热灰，反复热熨数分钟，一般即效。

方法2 将多个热水袋装入热水，放其身体周围，待被冻伤不省人事者稍有活动时，给予少许温酒饮下，以润其喉，一般不久即效。

对于在冷水中冻伤不省人事者，捞出后要迅速撕掉其贴身湿衣，换上施救者贴身暖衣，再按上述方法施救。

第二节　中毒

本节介绍野菌类中毒、苦杏仁中毒、盐卤中毒、煤气中毒、漆中毒共五种毒物中毒救治验方和一种煤气中毒后遗症治疗验方。

一、野菌类中毒

野菌类中毒，多见毒野蘑菇中毒。野蘑菇种类很多，大多数色泽鲜艳，食用中毒后，表现症状也各不相同，为了避免中毒，凡是自己不熟悉的野菌类，一定不要采食。对食入量不大、时间不长、中毒不重者，可用下述验方救治，否则，应急送医院，采用催吐、洗胃、输液等方法急救。

验方1　取温开水半碗，滴入樟脑油数滴，令患者饮下，一般不久即效。

验方2　将200克生姜捣烂，加200克黄豆酱、100克亚麻籽油搅拌均匀，放锅内蒸30分钟，待温服下，一般不久即效。

验方3　取500克绿豆面粉，加水1500毫升，搅拌后澄清去渣，令患者频频饮下，一般一次即效。

二、苦杏仁中毒

杏仁分甜杏仁和苦杏仁两种，甜杏仁一般作干果、零食食用，不入中药。中医中药中所讲的杏仁，均指苦杏仁。

杏仁生食、熟食均无大害，但若杏仁半生半熟，食入数个即会中毒，数十粒即可致死。中毒后手、足、唇、舌、耳、目发青，腹部有紫块。

验方　速取杏树内皮300克煎汤服，一般不久即效，即使昏迷将死者亦效。

三、盐卤中毒

盐卤，即做豆腐常用的卤水。过量食入即引起恶心、呕吐、腹痛、腹泻等中毒症状，严重中毒者可导致休克和死亡。

验方 急救时，取500克黄豆打成稀豆浆饮下，随后用鸡毛搅其咽喉，令其快吐，一般较快起效。

四、煤气中毒

煤气中毒者，其身瘫软，与夜间睡死相似。

验方 急救时，多多饮入白萝卜汁，或多多饮入冷水，中毒不重者一般不久即效。中毒严重者，应急送医院救治。

五、漆中毒

漆中毒者，中毒轻者皮肤痒痛，中毒重者继而皮肤溃烂。

验方1 取500克杉树皮煎汤，熏洗患处30分钟，每天两次，一般三五天即效。

验方2 取一生螃蟹蟹黄和1个生鸭蛋清共调和成稀糊状。每次取适量涂敷患处，每天两次，一般三五天即效。

验方3 将1个螃蟹整体捣烂如泥。每次取适量涂敷患处，每天两三次，一般三五天即效。

六、煤气中毒后遗症

煤气中毒后遗症通常表现为发呆、记忆力减退、失语或言语不清、行为失常，等等。

验方 取黄芪25克，熟地黄、山药、山萸肉、旱莲草、松节、续断各15克，赤芍、桃仁、红花、石菖蒲、地龙、骨碎补、女贞子、五味子、桑螵蛸、川牛膝、生白术、浮萍各12克，共煎汤服，每天一剂，一般后遗症轻者连服两三个月即效，后遗症重者连服三五个月即效。

第十章　烧伤烫伤和虫兽伤

第一节　烧伤烫伤

凡被烧伤烫伤者，无论轻重，均不可用井泥、水沟泥涂敷，否则，热邪内攻，轻者烂入筋骨，患处挛缩，重者热邪直攻入心，必难治也。

验方1　先用冷水反复冲洗患处10～20分钟，然后涂上一层香油，再取稠淘米水200毫升，加入香油100毫升，用筷子反复搅拌，直至能挑起成丝，用棉签涂抹患处，每天三五次，一般数日即效，且无疼痛、不遗留疤痕。

验方2　将100克香油煮沸待温，加入白酒、蜂蜜各50毫升拌匀，再略煮片刻，晾凉后用棉签涂抹患处，每天三五次，一般数日即效。

验方3　将餐巾纸或纱布块用尚好酱油浸透敷盖患处，不包裹，保持餐巾纸或纱布块湿润，一般数天即效，且不疼痛、不起疱、不遗留疤痕。

验方4　取1个大土豆水煮20余分钟，揭下土豆皮贴患处，用消毒纱布包裹覆盖，每天换一次，一般三五天即效，无疤痕。

验方5　将100克大豆油烧热，加入100克黄蜡，待黄蜡熔化后，取适量摊在棉纸上贴患处，用消毒纱布包裹覆盖，两天换一次，一般数次即效。

验方6　取5条蚯蚓洗净放瓶内，加入15克白糖粉摇匀，待蚯蚓化成水后用棉签涂抹患处，每天三五次，一般数日即效。

验方 7　将 250 克南瓜瓤连子焙干打粉，加入适量菜籽油调成糊，每天用棉签涂抹患处三五次，一般数日即效。

验方 8　将嫩南瓜切薄片，涂上菜籽油贴患处，用消毒纱布包裹覆盖，每天换一次，一般数次即效。

第二节　虫兽伤

本节介绍黄蜂蜇伤、蝎子蜇伤、家狗咬伤、疯狗咬伤、家猫抓伤咬伤、毒蛇咬伤共六种虫兽伤治疗验方。

一、黄蜂蜇伤

验方 1　取蜜蜂喜采的任何一种鲜花 100 克捣烂，频频涂擦患处，一般不久即效。

验方 2　将一个芋头或一把芋头叶捣烂，频频涂擦患处，一般不久即效。

验方 3　将一瓣大蒜捣成蒜泥，反复涂擦患处，一般不久即效。

二、蝎子蜇伤

被蝎子蜇伤者，雄蝎蜇伤痛在一处，雌蝎蜇伤痛遍全身，治疗验方相同。

验方 1　将 1 只蜗牛去壳捣烂，频频涂擦患处，一般不久即效。

验方 2　用自己的尿液与适量泥土调成稀糊，反复涂擦患处，一般不久即效。

验方 3　取新鲜大青叶、薄荷、马齿苋各 15 克，共捣烂如泥，反复涂擦患处，一般不久即效。

验方4　将20克小苏打溶于100毫升水中，频频搓洗患处，一般不久即效。

三、家狗咬伤

验方1　取10克左右辣椒粉涂撒患处包裹固定，每天换一次，一般三五天即效。

验方2　先将伤口周围用淡盐水或老艾叶煮水洗净，再取适量新鲜桃树叶嚼碎，做成饼状贴于伤口上包裹固定，对伤口化脓者，只贴伤口周围，每天换一次，并用碘伏消毒伤口，一般数次即效。

验方3　先将伤口用碘伏消毒，再取100克五花肉绞成肉泥，加入100克白糖搅拌均匀涂敷在伤口上包裹固定，每天换一次，一般换三五次即效。

四、疯狗咬伤

被疯狗咬伤后，患者怕风、怕光、怕水，应先在咬伤24小时内，注射狂犬疫苗一针。

验方1　急查患者头发，若发现有红发，立即拔掉，这极为重要。随后到无风、昏暗处用无菌水或双氧水洗净伤口污血，将100克杏仁捣烂涂敷在伤口上，用熟鸡蛋清盖住伤口，点燃1支艾条，在蛋清上反复炙烤数分钟，随后，另取500克韭菜捣烂布包，反复涂擦伤口，隔日治疗一次，一般一周左右即效。治疗期间及治疗后百日内，进低盐饮食、忌醋，一年内忌食猪肉、海鲜，忌酒色，终身忌食狗儿豆、蚕蛹、红小豆。

验方2　将伤口清洗消毒后，取大黄15克、桃仁7粒（去皮）、炒土鳖7只（去足），共打粉，加入蜂蜜15克、白酒300毫升，小火煎至200毫升左右去渣，内服，每天一次。一般服一两天后，大便中会有鱼肠样恶物排出，小便红如苏木水，一般连服三五剂后，大小便转为正常，为一个疗程，隔三天后再行第二个疗程治疗，如此重复，直至大便中无恶物排出为止，不可中断，以免遗留余毒而复发。如果治疗儿童被疯狗咬伤，诸味药减半，对经孕期妇女无禁忌。

验方3　将伤口清洗消毒后，取芒硝15克、制炉甘石3克、雄黄1.5克、麝香1克、冰片1克，共研极细末。每次取少许点两眼角，每天两次。点数次后，可见伤口处有黄水流出，一般连点数日即效（孕妇禁忌）。

五、家猫抓伤、咬伤

验方1　取薄荷50克煎汤频洗患处，每次数分钟，每天三五次，一般三五天即效。

验方2　同"疯狗咬伤"治疗验方2。

六、毒蛇咬伤

验方1　毒蛇咬伤后，每天急取吸烟人竹烟筒内烟油100克，用冷水调拌后令患者饮下，患者自觉不辣而甜，适当多饮更佳，伤口疼痛甚者，用烟油涂擦，一般两三天即效。

验方2　每天急取五灵脂20克、雄黄10克，共打粉，先用白酒送服10克，再取10克用温水调和涂敷伤口上，约2小时后，再用白酒送服10克，一般连续治疗两三天即效（孕妇忌用）。

验方3　取凤仙花1棵（去根、叶）和独头大蒜1个，共捣烂如泥，每天早晚各取一半，加入本人唾液适量调和，涂敷伤口上，一般三五天即效。

验方4　同"疯狗咬伤"治疗验方3。

第十一章 皮肤病症

第一节 皮肤癣病

本节介绍牛皮癣、花斑癣、梅花癣、风癣、荷叶癣、桃花癣、烂脚癣、其他无名皮肤癣共八种皮肤癣病治疗验方。

一、牛皮癣

验方1 取桃树细根、白矾各200克，共捣烂。每次取适量涂敷患处，用塑料布、纱布包裹固定，每天换一次，一般数次即效（孕妇慎用）。

验方2 取新鲜石榴皮、白矾各100克，共捣烂如泥。每次取适量涂敷患处，用塑料布、纱布包裹固定，每天换一次，一般数次即效（孕妇慎用）。

验方3 清晨时，在直径约10厘米粗的杉树根部砍两刀，用小瓶收集其汁液。每次治疗前先将患处洗净，再用棉签蘸杉树汁反复涂擦患处，每天三五次，一般数日即效。

验方4 将1个鸡蛋顶部开一小口，倒出少许蛋清，再取硫黄、花椒各5克打粉，装入鸡蛋内搅匀，用白面团封口，用小火将鸡蛋内外烤焦研末，取适量用香油调成糊涂擦患处，每天三次，一般连用两三个鸡蛋即效。

验方5 将柳树细枝条500克剪碎，加水2000毫升，小火煮至水呈黑色，热洗患处约30分钟，每天三次，一般数日即效。

用以上验方治疗期间及治疗后数月内，忌酒及辛辣等刺激性饮食。

二、花斑癣

花斑癣多发于前胸、后背、腋窝等皮脂腺分泌旺盛部位，初始呈斑点状，逐渐增大融合成片，冬季轻，夏季重。

验方1 先用清水洗净患处汗垢，再取密陀僧5克研末，用黄瓜蒂蘸药粉揉擦患处，每天两三次，一般数日即效（孕妇慎用）。

验方2 将15克硼砂研末，用黄瓜尖蘸擦患处，每天两三次，一般数日即效。

三、梅花癣

梅花癣多发于肢体裸露部位，呈圆形，边界清，中间略有皮屑，肤色略红于正常皮肤，有轻微发痒。

验方 取细嫩小竹枝100克剪碎，烤焦存性研末，放入200克香油内煮沸片刻待温，加入1个猪苦胆的胆汁，调匀后涂擦患处，每天两三次，忌日晒，一般数日即效。

四、风癣

风癣初起时，通常会在躯干或上臂部位出现一个指甲大小的椭圆形红色磷屑斑，或出现边界清楚的斑点，随着病情发展，会出现类似丘疹（或风团）的皮损，或出现水疱、紫癜。

验方 将苎麻根200克烤焙存性打粉。每次取适量，用香油调和涂擦患处，每天两三次，一般数日即效。

五、荷叶癣

荷叶癣亦称铜钱癣。

验方 取新鲜荷叶蒂100克晒干打粉，取适量，用香油调和涂擦患处，每天两三次，一般数日后脱去一层厚皮即效。

六、桃花癣

桃花癣亦称白色糠疹、单纯糠疹，一年四季均有发病，以春季多发，表现为皮肤发红、瘙痒、丘疹、溃疡等，轻症可无明显症状。

验方 每天清晨将患处洗干净，用氟轻松软膏涂敷一次，晚上洗净后再用尿素软膏涂敷一次，一般一周左右即效。

七、烂脚癣

烂脚癣，亦称糜烂型足癣，好发于第3、4趾间，是由致病性癣菌引起的疾病，久之也可波及其他趾间，奇痒难忍。

验方 取老鸡爪上黄皮10克焙干存性，加入枯矾1.5克、冰片1克共研末，用陈醋调成糊涂擦患处，每天两三次，一般数日即效（孕妇忌用）。

八、其他无名皮肤癣

验方1 将榆树砍破皮，或砍断其嫩枝，将流出的浆液收集于小瓶中。每次取适量涂擦患处，每天三五次，一般数日即效。

验方2 将1000克生韭菜捣烂，冲入2000毫升开水，热洗患处30分钟左右，每天早晚各一次，一般数日即效。

验方3 取生姜100克切片、食盐50克，加水1500毫升煮沸10分钟待温，泡洗患处30分钟左右，每天早晚各一次，一般一周左右即效。

验方4　取紫茄子根100克、食盐50克，加水1500毫升煮沸10分钟待温，泡洗患处30分钟左右，每天早晚各一次，一般一周左右即效。

第二节　皮肤风病

本节介绍白癜风、紫癜风、鹅掌风共三种皮肤风病治疗验方。

一、白癜风

白癜风可发于皮肤各个部位，表现为形态不一的皮肤白色斑点、斑片，可融合成大片而迁延难愈。

验方1　取硫黄、密陀僧各50克，共打粉，用纱布蘸适量药粉扑撒患处，并反复搓揉，每天两次，一般数日即效（孕妇慎用）。

验方2　将杏仁30克（连皮尖）打粉，取适量，用自己唾液调成糊，反复涂擦患处，直至皮肤发红，每天早晚各一次，一般数日即效。

验方3　取墨旱莲250克，白芷、首乌、沙蒺藜各150克，重楼、苦参、丹参各75克，苍术60克，共打粉。每次用温水冲服10克，每天三次，一般服完即效。

二、紫癜风

紫癜风与白癜风相似，只是颜色呈紫色。

验方　取雄黄100克、朱砂50克，共打粉。每次取适量，用水调和成糊状涂擦患处，每天两次，一般一个月左右即效（孕妇慎用）。

三、鹅掌风

鹅掌风，因手掌粗糙、脱皮、干裂如鹅掌而得名。

验方 取针叶松叶子1000克点燃冒烟，以能忍受为度，烟熏患处1小时，每天早晚各一次，一般三五天即效。

第三节　皮肤疹病

本节介绍皮肤湿疹、皮肤荨麻疹、皮肤风疹、带状疱疹、带状疱疹后遗疼痛共五种皮肤疹病治疗验方。

一、皮肤湿疹

皮肤湿疹分为急性、亚急性和慢性三型，发病原因尚不完全明确。一般认为，与遗传性过敏性体质有关，还与身体内因、外因、社会心理等因素有关。急性湿疹好发于手、足、面、耳等外露部位，严重者弥漫全身（称为泛发性湿疹），表现为在红斑基础上的针尖至粟粒大小不等的丘疹、丘疱疹，或小水疱，伴有瘙痒。亚急性湿疹常由急性湿疹发展而来，表现为红肿及渗出减轻，以丘疹、丘疱疹为主，伴有剧烈瘙痒。慢性湿疹常由急性、亚急性湿疹迁延而来，表现为皮肤增厚、粗糙，有不同程度的苔藓样改变，瘙痒明显而呈阵发性。三型湿疹，治疗基本相同。

验方1 用藿香正气水反复涂擦患处，每天三五次，一般数日即效。

验方2 ①内服药：取地肤子、苦参、蛇床子、黄柏、荆芥、木槿皮、防风各15克，苍耳子、蝉蜕各9克，共煎汤服，每天一剂。

②泡浴药：取新鲜桃树叶、新鲜老艾叶各2000克，白矾1000克，食盐500克，共熬水2500毫升左右，待患者能忍受时，泡浴

患处30分钟左右，每天早晚各一次。内服加泡浴，一般一周左右即效。

验方3 对于泛发性湿疹：①内服药：取藿香、佩兰、苍术、厚朴、草豆蔻各12克煎汤服，每天一剂。

②泡浴药：取大黄2000克，地肤子、蛇床子各1000克，加水18000毫升，煮至15000毫升左右，待患者能忍受时，洗浴患处30分钟左右，每天早晚各一次。内服加泡浴，一般一周左右即效。

二、皮肤荨麻疹

皮肤荨麻疹一般分为急性和慢性两型，从发病至6周以内，称为急性荨麻疹；病程超过6周，称为慢性荨麻疹。此外，还有物理性荨麻疹和特殊类型荨麻疹等，治疗方法基本相同。

验方1 将4只蝎子洗净，放入500毫升白酒中浸泡一周。每次饮全蝎酒20毫升，每天早晚各一次，服完为一个疗程，一般连服两三个疗程即效。

验方2 将250克新鲜桃树叶浸泡于200毫升75%酒精中三天。每次用棉签蘸桃叶酒涂擦患处15～30分钟，每天三次，一般一周左右即效。

验方3 同"皮肤湿疹"治疗验方2。

三、皮肤风疹

皮肤风疹是由风疹病毒引起的急性呼吸道传染病，易发于1～5岁儿童，任何年龄均有发病。临床表现为低热、皮疹、耳后和颈部淋巴结肿大以及呼吸道症状。一般病情较轻，病程较短，预后良好，但极易引起暴发流行。

验方1 成年人，每次取红土25克打粉，每天早晚各服一半。儿童患者，每次每岁取红土2克研末冲服，每天早晚各一次，一般连服一周左右即效。

验方2 成年人，取牛蒡子、防风、炒浮萍各12克共打粉，用温水分两次冲服。儿童患者，每天每岁取牛蒡子、防风、炒浮萍各2克，用温水分两次送服，一般三五天即效。

四、带状疱疹

带状疱疹，俗称"蛇缠腰"，中医称其为"蛇胆疮"。可发于全身各个部位，以腰部最常见。疱疹多为带状分布的坚硬红点，或呈水疱，伴有阵发性或持续性疼痛。

验方1 取雄黄、黑木耳炭各15克，冰片3克，共打粉。疱疹表面湿润者，将适量药粉直接扑撒在疱疹上；疱疹表面干燥者，将适量药粉用香油调和成糊，涂抹在疱疹表面一薄层，不包裹。每天一次，一般三五次即效（孕妇忌用）。

验方2 将15克雄黄打粉，用15毫升鱼血和适量凉开水调成稀糊，涂抹在疱疹表面，不包裹，每天两次，一般数日即效（孕妇忌用）。

验方3 取雄黄、白附子根（干品）各30克，共打粉，每次取适量，用少许鳝鱼血和凉开水调和成稀糊，涂抹疱疹表面，不包裹，每天两次，一般数日即效（孕妇忌用）。

五、带状疱疹后遗疼痛

验方 ①口服药：取丹参、柴胡、延胡索、郁金、乳香、没药各15克，丝瓜络、全瓜蒌、当归、生地黄、牡丹皮、川芎、姜黄、甘草各12克，共煎汤服，每天一剂。

②外洗药：取大黄、姜黄、黄连、黄柏、地龙、五倍子各20克，冰片3克，共煎汤。每次外洗患处20~30分钟，每天两三次。内服加外洗，一般数日即效（孕妇忌用）。

第四节 皮肤炎症

本节介绍腱鞘炎、甲沟炎、神经性皮炎共三种皮肤炎症治疗验方。

一、腱鞘炎

腱鞘炎多发于手部和腕部，因肌腱和腱鞘临近关节过度活动，引起过度摩擦，导致腱鞘发生炎性反应，表现为腱鞘肿胀、压痛和关节活动受限。

验方 根据腱鞘炎的部位及大小，将一块扁平磁铁每天晚上固定于患处，12小时后取下，一般数周即效。

二、甲沟炎

甲沟炎，是手指（足趾）甲两侧甲沟、甲床及其周围组织的炎症。

验方 将一块药棉捻成细长条，浸上红花油，用镊子塞于患处甲沟内，用塑料布、纱布包裹固定，每天换一次，一般三五次即效。

三、神经性皮炎

神经性皮炎，也称为慢性单纯性苔癣，多发于颈部、手腕、手臂、手肘、小腿、肛门等部位，因其发病与神经精神因素密切相关，故被称为神经性皮炎，主要表现为患处瘙痒而影响患者睡眠和生活质量。

验方1 取新鲜艾叶、新鲜韭菜各200克，新鲜花椒50克，共煎汤待温。每次泡洗患处约30分钟，每天早晚各一次，一般三五天即效。

验方2 取去皮大蒜2瓣捣成蒜泥，涂擦患处约10分钟洗掉，每天早晚各一次，一般三五日即效。

验方3 一般连服醋蛋液数个即效（醋蛋液制作及用法见第一章第一节）。

第五节　皮肤疣病

本节介绍扁平疣和寻常疣两种皮肤疣病治疗验方。

一、扁平疣

扁平疣是由人乳头状瘤病毒感染所致，多发于青少年，多见于面部、手背，表现为大小不等的扁平丘疹，稍微隆起，表面光滑，轻症一般无自觉症状，部分患者有皮肤瘙痒。

验方1 用消毒剂将患处消毒后，用刀片轻刮至略有渗血，再用海螵蛸（切片）反复摩擦，每天一次，一般三五次即效。

验方2 每天晚上用无极膏涂敷患处并包裹固定，次日晨去掉，一般数日即效。

二、寻常疣

验方1 将1瓣大蒜去皮切片，反复擦拭患处，直至皮肤火辣发热为止，每天一次，一般数次即效。

验方2 取香墨一块，每天晚上蘸水反复摩擦患处三五分钟，一般三五次即效。

验方3 将250克新鲜荆芥捣烂，用纱布包裹反复擦拭患处数遍，每天两次，一般三五次即效。

第六节　皮肤疮毒

本节介绍疥疮、臁疮、疔疮、冻疮、无名肿痛共五种皮肤疮毒治疗验方。

一、疥疮

疥疮是由疥螨引起的接触性传染性皮肤病，表现为剧烈瘙痒，夜间尤甚，传染性极强，皮肤直接接触、衣物间接接触，均可引起传染。

验方1　将白矾250克、硫黄100克共打碎，加入50毫升白酒略炒一下再打粉。每次取适量用熟鸡油调和成糊涂擦患处，每天一次，一般数次即效（孕妇慎用）。

验方2　将大黄根200克、熟猪油50克、白矾10克、花椒5克、樟脑2克共捣烂，每次取适量用纱布反复涂擦患处10余分钟，每天早晚各一次，一般数日即效。

验方3　将一条约250克的蛇切块，加适量调料炖熟，一次或分次食蛇肉饮汤，每天一条，一般连食两三条即效。

二、臁疮

臁疮，即发于小腿下三分之一处（臁部）的慢性溃疡，因迁延难愈，愈后又易复发，被称为"老烂腿"。

验方　取新鲜豆腐渣约250克（尽量挤干水），加入白糖100克共捣烂如泥，每次取适量敷于疮面上，用塑料布、纱布包裹固定，每天换一次。连续治疗5天后，再取250克干柿树叶烧灰，若疮面湿润，将适量柿树叶灰直接扑撒在疮面上，若疮面干燥，用凉开水将适量柿树叶灰调成糊状涂敷在疮面上，均不包裹，每天一次，一般数次即效。

三、疔疮

疔疮可发于全身各个部位，但以面部、手指、足趾多发。初始时，出现米粒大小脓头，伴有红肿热痛，如果没有得到及时有效治疗，病灶发展很快，根深、质硬如"钉"，故名疔疮。严重者出现脓头溃烂，伴有寒战高热，甚者神昏谵语，病情凶险。

验方1 疔疮发于手指、足趾者，取1个猪苦胆，连胆汁套于患指、患趾上，将疔疮浸泡于胆汁中扎紧，胆汁干了再换一个。轻症者，一般一个猪苦胆套三五天，胆汁干了即效，重症者，换两三个即效。

验方2 疔疮生于面部或其他部位者，将猪胆汁、红糖各50克混合放入锅内，小火熬至发黏倒入瓶内封口，埋入阴凉处地下约67厘米深，五天后取出，药膏即变成白色。每次取适量涂抹患处，每天两次，一般数日即效。

四、冻疮

验方1 于入冬前取当归20克、陈醋500毫升，共放入铜锅内煮30分钟去渣，趁热泡洗患处20～30分钟（药汤凉了再加热），每天两次，一般泡洗至患处皮肤松皱即效。

验方2 于入冬前取约30毫升香油，与1个大白萝卜（切块）放锅内，将香油烧沸，以能忍受为度，趁热用纱布蘸热油反复涂擦患处20～30分钟，每天两次，一般一两周即效。

验方3 于入冬前取干紫茄茎叶1000克切碎，加水1500毫升，小火煮至酱油色去渣，放入5克食盐，以能忍受为度，趁热用纱布蘸擦患处20～30分钟，每天早晚各一次，一般一两周即效。

验方4 于入冬前将10余瓣大蒜放火灰中烧熟（不烧焦），去皮后将蒜瓣切开，热擦患处20～30分钟，每天两三次，一般一两周即效。

验方5　从夏季中伏开始，取隔年冬瓜皮30克、辣椒15克共煮30分钟，热洗患处20～30分钟，每天两次，一般连洗一个中伏即效。

五、无名肿痛

验方1　将10粒六神丸放入20毫升陈醋中，待药丸溶化后，用棉签反复蘸擦患处，每天三五次，一般两三天即效。

验方2　一般连服数个醋蛋液即效（醋蛋液制作及用法见第一章第一节）。

第七节　面部病症

本节介绍面部雀斑、面部粉刺、面色灰暗、面部皱纹共四种面部病症治疗验方，另附美容验方。

一、面部雀斑

面部雀斑，即面部零星出现或成片出现或黑或黄的斑点，不痛不痒，除影响容貌外无任何不适。

验方1　取当归250克煎汤。每天用当归汤搓洗面部两三次，一般连洗两三周即效。

验方2　取密陀僧100克研末，每天晚上取适量用温水调成糊状，涂擦面部，并反复揉搓10余分钟，次日晨洗去，一般数日即效。

验方3　取白茯苓100克研末，每天晚上取适量用蜂蜜调成糊状，涂擦面部，并反复揉搓10余分钟，次日晨洗去，一般数日即效。

验方4　将新鲜紫茄子切片，每天晚上贴面部患处，次日晨洗去，一般数日即效。

验方5　将100克安息香研末，每天晚上取适量，用蔷薇花露调成糊状，涂擦面部，并反复揉搓10余分钟，次日晨洗去，一般两三周即效

二、面部粉刺

验方1　取干桃花、干冬瓜子仁各50克共研末，每天晚上取适量，用蜂蜜调成糊状，涂擦面部一次，用塑料布包裹，次日晨洗去，一般一两周即效。

验方2　取白蔹60克、杏仁15克共研末，每天晚上取适量，用鸡蛋清调成糊状，涂擦面部一次，用塑料布包裹，次日晨洗去，一般一两周即效。

验方3　取新鲜蒲公英250克，或干蒲公英100克煎汤服。每天一剂，一般一两周即效。

三、面色灰暗

验方1　取制半夏100克焙干研末，每次取适量，用米醋调成糊状，涂擦面部，并反复揉搓10余分钟，每天早晚各一次，不洗，连续涂擦三天，用50克皂角煎水洗去，一般连续治疗一两周即效。

验方2　将50克天冬打粉，每天早晚各取适量，用蜂蜜调成糊状，反复涂擦面部，并反复揉搓10余分钟洗去，一般数日即效。

四、面部皱纹

验方1　取干桃花、干荷花、干芙蓉花各100克，共用雪水煎汤温洗面部，每天两三次，一般数日即效。

验方2　将2个母猪蹄煮稀烂，搅拌成糊状，每天晚上取适量，加温后反复涂擦面部，用塑料布包裹，次日晨洗去，一般一两周即效。

附　美容验方

验方1　将7个鸡蛋浸泡于白酒中，密封7天取出，每天晚上取适量蛋清涂擦面部一次，用塑料布包裹，次日晨洗去，一般一两周即效。

验方2　取干瓜蒌瓤150克、干杏仁50克、猪胰腺1具共捣烂如泥，冷冻保存。每天晚上取适量，解冻后，用开水调成糊状，涂擦面部一次，用塑料布包裹，次日晨洗去，一般一两周即效。

验方3　取生姜500克、大枣250克（去核）、食盐60克、甘草90克、丁香15克、沉香15克、小茴香120克，共晒干打粉。每天早晚各冲服10克，长期服用可延缓面容衰老。

第八节　头皮和头发病症

本节介绍头皮屑、发秃（斑秃）、头发干枯、少年白发、头发脱落等五种有关头皮、头发病症的治疗验方和一种乌发美发验方。

一、头皮屑

验方1　取陈醋500克，加温水500毫升洗头20~30分钟。每两天一次，一般数日即效。

验方2　取绿茶100克，加水1000毫升，煮30分钟去渣待温洗头。每天一次，每次洗头后按摩头皮3分钟，再用清水洗干净，一般数日即效。

验方3 取啤酒500毫升浸润头皮、头发15分钟左右，再用清水洗干净。每三天一次，一般数日即效。

验方4 一般服醋蛋液数个即效（醋蛋液制作及用法见第一章第一节）。

二、发秃（斑秃）

验方1 将10粒蓖麻子炒焦研碎，加适量猪油调成糊状涂擦患处，每天三五次，一般数日即效。

验方2 将2块生姜切片，泡入100毫升白酒中三天。每次用姜片频频涂擦患处，每天三五次，一般数日即效。

验方3 ①内服药：取党参、黄芪各30克，熟地黄、枸杞子、巴戟天各20克，当归、菟丝子、肉苁蓉、淫羊藿、覆盆子、补骨脂各12克，共煎汤服，每天一次，同时，冲服鹿角胶粉10克。②外擦药：取旱莲草、侧柏叶、补骨脂、生姜、花椒各30克，红娘子、斑蝥各4克，共放入500毫升白酒中浸泡三天，每天用棉签蘸药酒反复涂擦患处两次。内服药加外用药，一般数日即效。

验方4 将患处周围头发剃去，取荸荠15克加白糖5克共捣烂如泥，每天取适量涂擦患处数分钟，每天3次，一般数日即效。

验方5 将50克羊肉切片烤香，趁热贴患处（以能忍受为度），凉了再换一片。每次连贴五六片，然后用淡盐水洗干净。再取雄黄15克研末，加猪油适量调成糊状，取适量涂敷患处包裹固定，每天一次，一般数日即效。

三、头发干枯

验方1 头发干枯不润，取桑白皮、侧柏叶各30克熬水洗头，每天一次，另取干木瓜片150克，浸泡于150毫升白酒中7天。每天用木瓜酒反复涂擦头皮、头发两次，每次涂擦数分钟，一般数日即效。

验方2　在1000毫升清水中加入啤酒200毫升洗头。每两天一次，一般数日即效，但不可用啤酒直接洗头。

验方3　取2个鸡蛋的蛋清，用梳子蘸蛋清梳头，令所有头发均涂上蛋清，待半小时左右，蛋清干透后用温水洗掉。每三天一次，一般数次即效。

验方4　取适量洗发液加入少许鸡蛋清调匀后洗头，并反复按摩头皮三五分钟后再洗干净，然后将蛋黄加入适量白醋调成稀糊状，均匀涂抹在头发上用毛巾裹头30分钟左右，再用清水冲洗干净。每两三天一次，一般数日即效。

四、少年白发

验方1　将500克黑豆浸泡后七蒸七晒。每次嚼食6克，以淡盐水送下，每天三次，同时，每天食鸡蛋、核桃仁各2个，一般黑豆食完即效。

验方2　取枸杞子、何首乌各150克，加适量清水煮30分钟，待水熬干后再加入炒黑豆、炒核桃仁各150克，共捣烂晒干研碎。每次冲服10克，每天三次，一般服完即效。

五、头发脱落

验方1　取蓖麻子50克去壳捣烂，加入白米200克煮粥食。每天一次，一般数日即效。

验方2　取榧子3个、核桃仁2个、侧柏叶30克共捣烂，浸泡于1000毫升雪水中七天去渣。每天用此水反复洗头两次，一般数日后，头发即不再脱落，且光润。

验方3　取新鲜侧柏叶50克，红辣椒10个共放入250毫升75%的酒精中，密封浸泡两周。每天用此酒精，反复涂擦头皮头发三五次，一般数日即效。

附　乌发美发验方

验方1　取熟地黄、茯苓、何首乌、霜桑叶各60克，川牛膝、当归、枸杞子、菟丝子、黑芝麻、补骨脂各30克，桔梗50克、白果30个，共捣烂（不可入铁器），冷冻保存。每次温服约20克，每天三次，一般数日即效。

验方2　取花椒壳、苍术各120克，用白酒浸透后焙干，加入盐炒小茴香、茯苓各60克，制川乌（去皮、脐）、炙甘草各30克，酒浸熟地黄、炒山药各90克，共约600克研碎。每次以酒送服10克，每天两次，一般数日即效。治疗期间忌食黑羊肉、鸽子肉、李子、桃子。

验方3　取蓖麻子（略打碎）、霜桑叶各100克，共加水1000毫升煮30分钟去渣。反复用此水洗头发，每天两次，一般数周即效。

第九节　眉毛和睫毛病症

本节介绍眉毛不生、眉毛脱落、倒睫共三种眉毛和睫毛病症治疗验方。

一、眉毛不生

验方1　取芥菜籽、姜半夏各20克共研末，用生姜汁调成糊状。每次取适量涂擦眉上，每天两三次，一般数日即效。

验方2　取新鲜黑芝麻花250克晒干打粉。每次取适量，用黑芝麻油调成糊状涂擦眉上，每天两次，一般两三周即效。

二、眉毛脱落

验方1　每次治疗时，先用生姜片反复擦眉数遍，然后取适量半夏末用香油调成糊状涂抹眉上。每天两次，一般数日即效。

验方2　每天晚上取适量雄黄粉，用米醋调成稀糊状涂抹眉上，次日晨洗去，一般数日即效。

验方3　取新鲜旱莲草250克捣烂取汁，每次取少许，加入少许铁末（即用细锉刀磨锉铁器产生的铁末），再放入石臼内，用石杵研磨成极细铁末涂抹眉上。每天两次，一般数日即效。

验方4　将微炒蔓荆子100克研细末，每次取适量加入少许陈醋调成糊状，涂擦眉上。每天两三次，一般两三周即效。

三、倒睫

验方1　取五倍子细末20克，每次取少许，加适量蜂蜜调成糊状涂擦眼皮及眉上。每天两三次，一般一两周即效。

验方2　取川芎、石斛各50克共研细末，每次取适量用自己唾液调和成两团，放入两鼻孔内。每天换一次，一般一两周即效。

验方3　将1粒木鳖子仁捣烂如泥，用棉花包裹，于睡前放入鼻孔内，左眼倒睫，放右侧鼻孔内，右眼倒睫，放左侧鼻孔内，双眼倒睫，放两侧鼻孔内。一般轻者一宿即效，重者多放几次。

第十节　其他皮肤病症

本节介绍腋臭、汗臭、脚气、脚生鸡眼、手足开裂、脚汗脚臭、脚底老茧、灰指甲、皮肤瘙痒、老年斑、痱子共十一种其他皮肤病症治疗验方和一种远行健足验方。

一、腋臭

腋臭，也称狐臭，是因腋腺分泌物经皮肤细菌分解，产生臭味，多发于年轻人，男性和女性均有发病。

验方1 将25克白矾打粉，加入面粉50克拌匀。每次将适量扑撒患处，并反复揉擦10余分钟，1小时后用香皂水洗去，每天早晚各一次，一般数日即效（孕妇忌用）。

验方2 取白矾2克、冰片1克，共研末，取适量扑撒患处，并反复揉搓数分钟，每天早晚各一次，一般数日即效（孕妇忌用）。

验方3 取硫黄、蛇床子、白矾各6克，密陀僧3克，轻粉15克，共打粉。先剃除腋毛，用香皂洗干净患处后，将适量药粉扑撒上面，并略加搓揉，每天早晚各一次，一般一周左右即效（孕妇忌用）。

验方4 取寒水石、密陀僧各30克，共打粉。每次取适量涂擦患处数分钟，每天早晚各一次，一般一周左右即效（孕妇忌用）。

二、汗臭

汗液本身并无异味，当汗液中的代谢物被皮肤上的细菌分解后，便会发生汗臭。

验方 取清水300毫升，加入氨水3滴配成氨水液，每天用氨水液反复擦浴一次，一般数次后，皮肤润泽，汗臭即除。

三、脚气

脚气，即足癣，是皮肤癣菌所致的足部皮肤真菌感染。常发生于足趾之间、足底、足部侧缘等部位，有传染性，主要症状是患处瘙痒，特别是抓挠之后。

验方1 将500克洋槐树白皮晒干剪碎，加入食盐100克共炒，分成两份，一份包裹于脚气部位，另一份布包，令患者患足踩踏其上，药袋冷了再炒热，直至患足热透，每天一次，一般数次即效。

验方2 将韭菜500克加水煮10分钟，趁热泡患足20～30分钟，每天一次，一般三五次即效。

四、脚生鸡眼

脚生鸡眼，通常是由于鞋子长期不合脚，足部受压和摩擦，引起局部角质层过度增生所致。鸡眼常发于脚掌前中部，轻症者无明显不适，严重者表现为患处疼痛，影响活动和走路。

验方1 把患足洗干净，轻微剪挖至患处稍有陷窝，将一粒蓖麻子去壳烤出油捣烂待温，按压在鸡眼上，用胶布固定包裹，一般一周左右即效。

验方2 把患足洗干净，轻微剪挖至患处稍有陷窝，将一块生荸荠捣烂，加入适量荞麦面粉调成软团，填于鸡眼陷窝上，包裹固定，每天换一次，一般换三五次即效。

验方3 将约50克万年青树叶捣烂，敷于鸡眼上包裹固定，每天换一次，一般三五次即效。

验方4 取2%普鲁卡因注射液2毫升与链霉素注射液0.5克（先做皮肤过敏试验）混合，注射至鸡眼根部，每天一次，一般两三次即效（普鲁卡因注射液属于麻醉剂，小针头，慢慢注射，一般不太痛）。

验方5 先用温水将鸡眼泡软，再用刀片刮去鸡眼外皮（不可出血），再取1粒鸦胆子去壳捣烂敷于鸡眼上，用胶布固定，两三天换一次，一般换一两次即效。

五、手足开裂

手足开裂是多发于秋冬季节的一种皮肤病，表现为皮肤表面出现异常裂痕。病情轻微者，不会出现明显疼痛不适；病情严重者，会有明显灼痛，甚至出血。

验方1 将10克五倍子研末，加入适量牛骨髓调成糊状。每次取适量涂抹于患处，略加揉搓，每天一次，一般三五次即效。

验方2 先将开裂手足用温水洗软，再用保鲜膜包裹患处，扎紧固定，一般一周左右即效。

验方3 每次用适量醋蛋液涂抹患处并反复搓揉，每天三五次，同时口服醋蛋液，一般数日即效（醋蛋液制作及用法见第一章第一节）。

六、脚汗脚臭

验方 每天晚上取白萝卜500克煮水，泡洗双脚20～30分钟，一般一周左右即效。

七、脚底老茧（脚垫）

脚底老茧，亦称胼胝，是脚底皮肤长期受压迫和摩擦，引起的足底皮肤扁平角质增生。严重者表现为压痛和走路时疼痛不适。

验方 将10克硫黄研细末，用适量陈醋调成稠糊，摊于胶布中央，贴于老茧上固定，令硫黄糊完全覆盖在老茧上，胶布不掉不换，一般两三周即效。

八、灰指甲

灰指甲，也称甲癣，是由皮肤癣菌侵犯甲板、甲床引起的指甲病变。表现为指甲灰暗、变色、表面不平，常伴有甲周炎和瘙痒。

验方1　将2瓣紫皮大蒜捣成蒜泥，用棉签涂擦患处，每天两三次，一般三五天即效。

验方2　用藿香正气水反复涂擦患处，每天两三次，一般数日即效。

验方3　将适量醋蛋液涂抹于灰指甲缝隙内，每天两三次，一般数日即效（醋蛋液制作及用法见第一章第一节）。

九、皮肤瘙痒

验方1　取晒干的大蒜杆100克剪碎，加入花椒、艾叶各10克，共煮水，每天早、中、晚各温洗患处约30分钟，一般数日即效。

验方2　将4粒樟脑球放入100毫升白酒中，加热白酒令樟脑球溶化。每次用纱布蘸擦患处20～30分钟，每天两三次，一般三五天即效。

验方3　将500克柳树细枝条剪碎，加水1000毫升，煮至水呈黑色。每次用纱布蘸擦患处20～30分钟，每天两三次，一般一两周即效。

十、老年斑

验方1　将50克去皮生姜捣烂，加水100毫升煮沸5分钟待温，加入蜂蜜150克搅匀。每次温服10毫升，每天早晚各一次，一般服完即效，长期服更佳。

验方2　用冬瓜皮或冬瓜瓤擦老年斑20余分钟，每天早晚各一次，一般数周即效。

验方3　每天晚上将适量牙膏涂抹在老年斑上，反复搓揉约10分钟，用塑料布包裹，次日晨洗去，连续10余天，皮肤会脱去一层皮屑，为一个疗程，隔三五天再行第二个疗程，一般三五个疗程即效。

十一、痱子

验方 将100克绿豆粉和50克滑石粉混合，每次取适量扑撒在痱子上，并揉搓片刻，每天早晚各一次，一般数日即效。

附　远行足部保健验方

验方 取细辛、防风、白芷、草乌各10克共打粉，出行前将鞋垫喷水微湿，扑撒上适量药粉，日行数十里，双足不肿不痛。

第十二章　妇科病症

第一节　月经病症

本节介绍月经先期、月经后期、月经先后不定期、月经过少、月经过多、痛经、倒经、崩漏、更年期综合征共九种病症治疗验方。

一、月经先期

月经先期，指月经周期提前7天以上，连续2个周期以上。

验方1　取当归身、川芎各10克，赤芍、生地黄、知母、麦冬、地骨皮各12克，甘草6克，共煎汤服，每天一剂，一般数剂即效。

验方2　月经提前伴有情绪急躁者，取炒香附、炒黄芩、当归身、白芍、川芎、黄连各10克，生地黄8克，甘草4克，共煎汤服，每天一剂，一般数剂即效。

二、月经后期

月经后期，指月经周期推迟7天以上，连续出现2个周期以上。

验方　先取生地黄15克，当归10克，炒香附、炒延胡索、炒白芍、炒白术各8克，炒黄芩5克，川芎、柴胡各4克，共煎汤服，每天一剂。连服7剂后，再取熟地黄55克，当归、续断、白芷、阿胶、厚朴、茯苓、炒苁蓉、炒蒲黄各30克，干姜、甘草各25克，制附子10克、川芎4克，共打粉，每次用温酒送服15克，每天早晚各一次，一般服完即效。

三、月经先后不定期

月经先后不定期，指月经周期时或提前，时或延后7天以上，且连续3个月经周期。

验方 取党参、白术、茯苓、当归、川芎、陈皮、丹参、炒香附、牡丹皮、甘草各12克，共煎汤，每天分早晚两次服，每次同服乌鸡白凤丸6克，一般数周即效。

四、月经过少

验方1 取党参、当归、香附、炙甘草各12克，益母草、鸡血藤、白芍、熟地黄各15克，黄芪25克，共煎汤，每天一剂，分两次服，每次冲服阿胶6克，一般数周即效。

验方2 月经量过少伴有体胖者，取人参10克，姜半夏、陈皮、炒香附、枳壳、茯苓、川芎、当归各12克，益母草、鸡血藤、白术各15克，黄芪24克，甘草6克，滑石5克，共煎汤服，每天一剂，一般数周即效。

五、月经过多

验方 取当归、生地黄、川芎、白芍、黄芩、黄连、黄柏各5克，共煎汤服，每天一剂，一般数剂即效。

六、痛经

验方1　取当归尾、生地黄、川芎、赤芍、丹参、制香附、姜黄、延胡索、桃仁、红花各10克，共煎汤服，每天一剂，一般连服数剂即效。

验方2　每天清晨，依患者年龄，每岁摘一朵含苞待放的白玉兰花蕾煎汤服，一般连服数剂即效。

验方3　取当年棉花子100克放瓦上焙干研碎。每次痛经时用蜂蜜水冲服15克，每天早晚各一次，一般两三次即效。如果出现便秘，取适量番泻叶泡水饮，可解除便秘。

验方4　将1个老丝瓜烘干打粉。每次痛经时用淡盐水冲服10克，每天早晚各服一次，一般两三天即效。

七、倒经

倒经，主要表现为来经时，除阴道出血外，还伴随有鼻出血、吐血、口腔黏膜出血等，通常发生于来经前半期。

验方1　取芒硝20克、甘草20克，共煎1小时去渣，先服一半，间隔12小时再服另一半，一般来经前服一两剂即效（如出现严重腹泻，可服蒙脱石散治疗和预防）。

验方2　取水牛角片50克，白芍、枳壳、牡丹皮、黄芩、陈皮、桔梗、生地黄、甘草各10克，共煎汤服，每天一剂，一般数剂即效。

八、崩漏

崩漏是中医病名，可发于经期和绝经后任何年龄妇女，出血急、量大者为"崩"，出血缓慢、淋漓不断者为"漏"，相当于现代医学的无排卵性功能性子宫出血。

验方1　将一蜂房（去蛹）焙干打粉，每次用温酒冲服2.5克，每天一次，一般三五次即效。

验方2　取新鲜葡萄树根150克剪碎布包，再取瘦猪肉100克、食盐少许，共加水将猪肉煮熟，食肉饮汤，每天一剂，一般数剂即效。

验方3　将槐角50克烤焦打粉。每次用温水冲服5克，每天两次，一般数日即效。

九、更年期综合征

更年期综合征常发生于绝经前后，西医认为其是由于内分泌紊乱出现的一组综合征，中医称其为绝经前后诸证。主要表现为月经紊乱、头晕、心悸、潮热、易怒、自汗等。

验方1　取浮小麦300克、甘草30克、大枣30个，共煎汤服，每天一剂，一般数剂即效。

验方2　取熟地黄、黄连、黄芩、阿胶、白芍各10克，共打粉。每次用蜂蜜水冲服3克，每天两次，一般服完即效。

第二节　白带病症

本节介绍白带过多且有异味、白带过多而黏稠共两种白带病症治疗验方。

一、白带过多且有异味

验方1　取干木槿花150克装入半个猪胃内，缝口炖熟。一次或分次食完猪胃饮完汤为一剂，一般连食三五剂即效。

验方2　取白蔻仁、乳香各30克，神曲20克，共炒黄打粉。每次用黄酒冲服10克，每天两次，一般服完即效。

验方3　取开花时夏枯草300克晒干打粉。每次用黄酒冲服10

克，每天两次，一般服完即效。

验方4 将100克白果用面团包裹煨熟。每次嚼食10克，用米汤送服，每天两次，一般服完即效。

二、白带过多而黏稠

验方 将100克墨鱼干用温水泡软切丝，打入3个鸡蛋拌匀，将少许清油烧热，倒入鸡蛋、墨鱼丝略炒片刻，再加入25克葡萄酒，不放盐炒熟，一日内分次食下，一般连食三五天即效。

第三节 乳腺病症

本节介绍乳腺炎、乳腺增生、早期乳腺癌、乳腺癌溃烂共四种乳腺病症治疗验方。

一、乳腺炎

乳腺炎，包括急性乳腺炎和中医的乳痈、乳疽、乳核等乳腺急性、慢性炎症。

验方1 取黄花鱼脊骨30克烤黄，再取干青皮30克烤黄，共打粉。用1根葱白及适量白酒送服，随后卧床盖被子微微出汗，每次20克，每天一次，一般两三次即效。

验方2 将1个一般大小的土豆洗净，与1条约15厘米长的泥鳅共捣烂如泥。取适量涂敷患处，包裹固定，每天换一次，一般换两三次即效。

二、乳腺增生

乳腺增生，系乳腺小叶增生、结节，中医称其为乳癖。

验方1 取黄花鱼鳔及脊骨各100克烤焦打粉。每次以温酒冲服10克，每天两次，一般服完即效。

验方2 将一条约250克的鲫鱼去鳞、骨及内脏，加入10克酒糟，共捣烂如泥。每次取适量涂敷患处包裹固定，每天换一次，一般数次即效。

验方3 将100克橘子核晒干打粉。每次冲服5克，每天两次，一般服完即效。

验方4 患乳腺囊性增生者，取白芥子50克打粉，用水调成糊状涂敷患处，包裹固定，每天换一次，同时取30克生麦芽煎汤服，每天一次，一般数日即效。

三、早期乳腺癌

验方1 取乳香、没药、晒干的小米饭各30克，麝香5克，牛黄1克，共打粉。每次用温酒冲服10克，每天一次，服完为一个疗程，一般连服三五个疗程即效（孕妇忌服）。

验方2 取夏枯草、蒲公英、漏芦、菊花、菊叶、雄鼠粪、贝母、紫花地丁、山慈菇、炙甘草、连翘、白芷、陈皮、全瓜蒌、乳香、金银花、没药各20克，共打粉。每次用25克夏枯草煎汤冲服15克，每天两次，服完为一个疗程，一般连服三五个疗程即效（孕妇忌服）。

在应用以上验方治疗时，可联合手术治疗。

四、乳腺癌溃烂

验方1 将150克蚂蚁放瓦上烤黄打粉，用香油调成糊状，每次取适量涂敷患处，包裹固定，每两天涂敷一次，一般数次即效。

验方2 取100克蒸螃蟹壳烤焦打粉。每次取10克用香油调成糊状涂敷患处，包裹固定，每两天涂敷一次，一般数次即效。

第四节　外阴病症

本节介绍阴道炎、外阴瘙痒、外阴白斑、阴道壁膨出、子宫脱垂共五种外阴病症治疗验方。

一、阴道炎

验方 将20个鸦胆子去皮，加水500毫升，小火煎至约100毫升去渣倒入容器内。每次用大注射器抽取约30毫升，去掉注射器针头换上开塞露插头，注入阴道深部，并仰卧半小时，每天早晚各一次，一般三五天即效（孕妇忌用）。

二、外阴瘙痒

验方1 取蛇床子20克，黄柏、苍术各15克，白矾10克，加水约500毫升，小火煎半小时去渣。每次温洗患处20余分钟，每天两三次，一般三五天即效。

验方2 将氯霉素片、甲硝唑片、泼尼松片各1片共研末，用温水调成糊状，每天晚上涂抹患处一次，一般三五次即效。

三、外阴白斑

外阴白斑，中医称其为阴蚀，多发于40岁以后的女性及幼女，主要表现为外阴皮肤色素减退，有散在白斑，伴有瘙痒，易复发，极少数有恶变可能。

验方1 将100克肥猪肉煮化，每天用棉签涂擦患处三五次，每次20分钟左右，一般三五天即效。

验方2 取蕨菜120克，加水500毫升，小火煮至约100毫升，每天涂擦患处三五次，每次20分钟左右，一般三五天即效。

四、阴道壁膨出

阴道壁膨出是指由于多种原因（如分娩）引起阴道前后壁支持组织松弛，导致阴道前后壁突出阴道口外的一种疾病，轻症者可无明显不适，重症者会有尾骶部酸疼、下坠感、尿失禁、便秘等。

验方1 取蛇床子150克、乌梅14个共煎汤，每天温洗患处三五次，每次20分钟左右，一般数日即效。

验方2 先取竹叶50克煎汤温洗患处约20分钟，再取五倍子、白矾各10克共研末扑撒患处，每天两次，一般数日即效。

五、子宫脱垂

子宫脱垂，中医称为阴挺，是子宫从正常部位沿阴道下降，部分或全部脱出阴道口外的一种疾病，发病原因多是由于一次或多次分娩，导致支持子宫的筋膜、韧带软弱无力所致，多发于一次或多次分娩过的经绝期妇女。轻症者可无明显还适，重症者会有腰骶部酸痛及下坠不适。

验方1 取新鲜水仙花100克，升麻、浮萍各15克，红糖50克，共捣烂如泥。每次取适量涂敷患处，包裹固定，并用布带向上托拉脱出子宫，每天换一次，一般数次即效。

验方2 取干艾叶200克，干白萝卜叶250克，升麻、浮萍各15克，红糖1000克，加水1500毫升，共煎30分钟倒入盆内，趁热熏洗患处30~60分钟（冷了再加热），并用布带向上托拉脱出子宫，每天一次，一般数次即效。

第十三章　产科病症

第一节　流产和胎动不安

本节介绍先兆流产、习惯性流产两种流产治疗验方和胎动不安治疗验方。

一、先兆流产

先兆流产，中医称为胎漏，表现为妊娠28周前出现阴道出血，伴有阵发性或持续性腹痛、腰酸痛。出血量越大、妊娠月数越少、腹痛腰痛越甚者，保胎难度越大。

验方1　取一条约15厘米长的鳝鱼，将其尾部剪去约3厘米，令患者仰卧，将鳝鱼血滴入孕妇肚脐内数滴，每天早晚各一次，一般连滴数日即效。

验方2　先取75克乌梅煎汤服，随后再取50克龙眼肉煎汤服，每天早晚各一次，一般数日即效。

验方3　将40克五倍子打粉，每次用温酒冲服6克，每天一次，一般服完即效。如果出现便秘，可取适量番泻叶泡茶饮解除便秘。

验方4　将50克蝉蜕炒焦打粉，每次取10克，与2克白糖同服，每天一次，一般服完即效。

验方5　取益智仁40克、砂仁20克，共打粉。每次冲服10

克，每天一次，一般服完即效。

二、习惯性流产

习惯性流产，中医称为滑胎易产，是指连续3次或3次以上流产月份发生在妊娠后同一个月份的流产。

验方1 将车前子30克打粉，每天冲服5克，一般服完即效。

验方2 取鹿角片、巴戟天、淫羊藿、山萸肉、杜仲各10克，党参、熟地黄各12克，制黄芪、山药各15克，共煎汤服，隔日一剂，如有出血，止血后再服，一般连服一两个月即效。

验方3 取熟地黄、鹿角霜、巴戟天、菟丝子各20克，党参、枸杞子各15克，续断、杜仲各10克，共煎汤服，每天一剂，一般数剂即效。

以上3个验方，验方2和验方3不宜联合应用。

三、胎动不安

验方1 取干品木贼草（也称节节草）、川芎各30克，共打粉，每天取10克，用3克金银花煎汤冲服，一般服完即可安胎。

验方2 清热安胎：孕妇有胎热者，胎动不安。取黄芩、白术各50克，打粉，每天用米汤分两次冲服20克，一般服完即效。

验方3 补血安胎：孕妇血虚，则胎动不安。按孕妇怀孕月数，每个月取龙眼5个（去壳）、苏叶3克，共煎汤服，每四天服一剂，一般连服一两个月即效。

第二节　孕妇病症

本节介绍孕妇腰痛、孕妇腹痛、孕妇呕吐、孕妇反酸、孕妇畏寒、孕妇浮肿共六种孕妇病症治疗验方。

一、孕妇腰痛

验方1　取补骨脂100克、炒香附50克，共打粉。每次先嚼食生核桃仁2个，再用温酒冲服药粉10克，每天一次，一般服完即效。

验方2　取鹿角尖约5寸长（100克左右），烤红后浸入500毫升白酒中，反复五六次后，将鹿角尖烤焦打成粉。每次用温酒冲服10克，每天一次，一般服完即效。

验方3　将1000克炒黑豆打粉，每次用米酒冲服50克，每天两次，一般服完即效。

二、孕妇腹痛

验方1　将一只乌鸡常规去毛、开膛切块，再取丹参30克、三七10克，共打碎布包，与乌鸡共放入锅内加水适量，将鸡炖烂熟，分次食完乌鸡肉饮完汤，一般连食数只乌鸡即效。

验方2　取250g瘦猪肉，加入伸筋草50克、当归15克及适量葱、姜、盐及清水，将猪肉炖熟，一天内分次食肉饮汤，一般连食数日即效。

验方3　将160克知母打粉，每次取6克，用适量米酒加适量蜂蜜冲服，每天两次，一般服完即效。

三、孕妇呕吐

验方1　取竹茹10克，姜半夏5克，生姜3片，共煎汤服，每天一剂，一般数剂即效。

验方2　取香附60克，藿香、甘草各6克，共打粉。每次用淡盐水冲服6克，每天两次，一般服完即效。

四、孕妇反酸

验方1 取党参、白及、仙鹤草、海螵蛸、白术、陈皮、姜半夏、茯苓、甘草、枳壳、炒神曲、炒砂仁各6克，共煎汤服，每天一剂，一般三五剂即效。

验方2 取玉米面100克，加入陈皮15克共煮粥食，每天一次，一般数次即效。

验方3 每次生食花米50克，每天一次，一般一两天即效。

五、孕妇畏寒

验方 取灶心黄土100克，用温开水调成稠糊，敷于孕妇肚脐上，包裹固定，每天换一次，一般数日即效，去寒且不伤胎。

六、孕妇浮肿

孕妇浮肿，即孕妇出现面部、肢体浮肿，中医称为子肿。

验方1 取大腹皮、生姜皮、桑白皮、茯苓皮、白术、木香、苏叶各5克，加入大枣3枚共煎汤服，每天一剂，一般三五剂即效。

验方2 一般多饮冬瓜汤，或冬瓜皮汤亦效。

第三节　异常分娩

本节介绍产出不顺、倒产、横产、骨盆不开共四种异常分娩治疗验方或处置方法，另附催产验方。

一、产出不顺

产出不顺，即分娩时间过长，胎儿迟迟不能产出。

验方1 取露天不发霉变质小麦杆（越陈旧越好）150克剪碎，

煎汤服，一般服后不久即效。

　　验方2　取30克蜂蜜、15克香油，加水约100毫升，煎15分钟，待温服下，一般服后不久即效。

　　验方3　将15克贝母打粉，用温酒送服，一般服后不久即效。

二、倒产

　　产妇倒产者，胎儿足先出，因胎儿在母体内不能转动，如不紧急处置，母婴必定俱亡。

　　验方1　急用小钢针直刺胎儿足心三五下，再用细盐涂擦针刺处，一般不多时胎儿足即缩回，再令产妇取屈膝位（产妇双膝跪地，臀部抬高），并摇动腹部，数分钟后胎儿头先出，得以顺产。

　　验方2　用细盐反复涂擦胎儿足心及产妇腹部，并用手抓挠胎儿足心，一般不多时胎儿足即缩回，再令产妇取屈膝位（姿势同上），并摇动腹部，胎儿头先出，得以顺产。

三、横产

　　产妇横产者，胎儿一只手先出。

　　验方　处置时，取适量细盐反复涂擦胎儿手心，再往其手上和胳膊上涂抹香油，胎儿胳膊及手即有回缩倾向，趁势用手将胎儿胳膊及手送入产妇腹内，并向上推送扶正，再令产妇取屈膝位（姿势同上），并摇动腹部，一般不久胎儿转身头先出，得以顺产。

四、骨盆不开

　　临床有时可见产妇已临产，但骨盆不开。

验方 取半干黄牛粪500～1000克炒热，加白糖80克拌匀装入布袋中，缠绕于产妇骨盆周围，固定30～60分钟，每天换一次，一般数次后，可微弱听到产妇骨盆有响声，骨盆即开。

附 催产验方

催产验方只能在产妇腰腹疼痛一阵阵加重，难以忍受，胎膜将破时方可使用，未到产时误用此方，危害甚大，不可使用。

验方 取酒炒白芍6克（冬季减半），酒炒当归、川芎各5克，酒泡川楝子、黄芪、荆芥穗、菟丝子各3克，酒炒艾叶、姜炒厚朴、炒枳壳、羌活、甘草各2克，生姜3片，共煎汤服，一般服后不久即效。

第四节 产后病症

本节介绍产后腰痛、产后哮喘、产后呃逆、产后乳痛、产后无乳汁、产后子宫脱垂、产后恶露不尽共七种产后病症治疗验方和一种回乳验方。

一、产后腰痛

验方1 将一个牛肾去膜洗净切片，加米酒500毫升炒熟，令产妇一次或分次食下，一般连食三五个牛肾即效。治疗期间忌生冷、酸辣饮食，忌房事。

验方2 取羊肉100克、当归15克、生姜5片，加入适量清水和白酒，炖至羊肉烂熟，令产妇食羊肉饮汤，每天一次，一般数次即效。

验方3 将3个核桃仁捣烂，放入200毫升白酒中，打入1个

鸡蛋，加入20克红糖，放锅内隔水蒸20分钟，令产妇食下，每天
一次，一般数次即效。

二、产后哮喘

验方1　将10克人参打粉，令产妇每次用10克苏木煎汤送服
5克，每天早晚各一次，一般三五天即效。

验方2　令产妇取人参5克、核桃仁10克，共煎汤服，每天
一次，一般三五次即效。

三、产后呃逆

产后呃逆，即产后产妇打嗝。

验方1　将白豆蔻、公丁香各30克共打粉，令产妇每次用核
桃仁10克煎汤送服5克，每天两次，一般服完即效。

验方2　将50克黑芝麻炒熟，加入50克白糖共捣烂，产妇呃
逆时，一般服一半即效。

验方3　令产妇取米酒15毫升，加入白糖10克溶化，呃逆
时，一般饮下即效。

四、产后乳痛

验方1　取细辛、白糖各3克，生姜、姜半夏、车前草、莲
须、葱白各10克，共捣烂。每次取适量用稀纱布包裹，塞产妇鼻
孔内（左侧乳痛塞右侧鼻孔内，右侧乳痛塞左侧鼻孔内，双侧乳
痛塞两侧鼻孔内），每天早晚各换一次，一般数日即效。

验方2　取白芷、木通、小茴香各5克，共煎汤，每天睡前一
次服完，一般两三次即效。

五、产后无乳汁

验方1 取赤小豆50克煎汤服，或煮粥食，每天一次，一般两三次即效。

验方2 取新鲜香菜100克（或干香菜50克）煎汤服，每天一次，一般两次即效。

验方3 取通草60克、猪蹄1个、少许食盐，共加水适量将猪蹄炖熟，令产妇配适量白酒食猪蹄饮汤，每天一个，一般连食两三个猪蹄即效。

验方4 取100克猪蹄壳洗净炒黄打粉。每次冲服10克，每天两次，一般服完即效。

六、产后子宫脱垂

验方1 取炙黄芪、枳壳、桔梗、牡蛎、肉苁蓉、续断、菟丝子、当归、浮萍、升麻、柴胡各12克，人参、柏子仁、白术、甘草各6克，令患者煎汤服，每天一剂，一般数剂即效。

验方2 取炼铁炉中烟灰100克、羊脂（即山羊或绵羊脂肪油）250克，拌匀烘热布包，热熨并向上推送脱出的子宫，每天一两次，一般数日即效。

七、产后恶露不尽

产后4～6周，仍有较多恶露排出，称为恶露不尽，通常是由于子宫修复不全，或内有残留、感染等原因所致。

验方1 取党参、白术、茯苓、甘草、当归、川芎、熟地黄、赤芍、延胡索、香附各12克，加生姜3片、大枣3枚，共煎汤服，每天一剂，一般三五剂即效。

验方2 将500克生藕捣烂取汁，略煮片刻待温服下，每天一次，一般三五次即效。

验方3 取山楂250克煎汤，加少许白糖温服，每天一剂，一般三五剂即效。

附 回乳验方

验方1 取炒麦芽和生麦芽各20克、莱菔子10克，共煎汤服，每天一剂，一般三五剂即回乳。

验方2 取当归20克，川牛膝15克，红花、赤芍各12克，共煎汤服，每天一剂，一般三五剂即回乳。

第十四章　小儿病症

第一节　婴儿病症

婴儿病症是指胎儿出生后不足1周岁时出现的病症。本节介绍婴儿胎毒、婴儿胎惊、婴儿胎热、婴儿胎寒、婴儿脐风、婴儿脐肿、婴儿脐突、婴儿无皮、婴儿马牙、婴儿舌生白膜、婴儿游风、婴儿吐乳、婴儿夜啼、婴儿小便不通、婴儿大便不通共十五种婴儿病症治疗验方。

一、婴儿胎毒

婴儿胎毒，即现代医学所称的婴儿湿疹。

验方1　取淡豆豉3克煎浓汁约3毫升，每次滴婴儿口中三五滴，每天两三次，既可解婴儿胎毒止痒，又可助婴儿脾胃消化乳食，一般三五天即效。

验方2　取花椒、黄柏各3克，枯矾2克，共研粉，用香油调成稀糊状。每次取少许涂擦婴儿患处，每天两次，一般数日即效。

二、婴儿胎惊

婴儿胎惊，相当于现代医学的婴儿抽搐，受之于母腹也。

验方　取小干蝎10个，均用荷叶包裹扎紧，将蝎子烤焦后剥去荷叶，研成极细末，然后取0.5克金银花煎汤约三五毫升，取黄豆粒大小一团蝎子粉溶于药汤中。每次滴入患儿口内三五滴，每日滴三次，一般连滴三五天即效。

三、婴儿胎热

婴儿胎热，可见肌肤发黄，相当于现代医学的新生儿黄疸。

验方1　取1粒小米粒大小牛黄，溶于适量母乳中，一日内分次滴入婴儿口中，一般连滴三五日即效。

验方2　取黑豆3克、甘草1克，茵陈、灯心草、淡竹叶各0.3克，共煎汤约5毫升。每次滴入婴儿口中三五滴，每天两次，一般连滴三五天即效。

四、婴儿胎寒

婴儿胎寒，表现为面青身凉、拒食，相当于西医学的新生儿硬肿症。

验方　取僵蚕、木香、肉桂、甘草、陈皮各0.5克，共煎汤约5毫升。每次滴入婴儿口中数滴，每天两次，一般两三天即效。

五、婴儿脐风

婴儿脐风，即婴儿破伤风，表现为婴儿面色青白、牙关紧闭、肢体抽搐、闭口不食，属婴儿急症。在应用以下验方前，先去医疗机构注射一支（1500单位）破伤风抗毒素（先做皮肤过敏试验）。

验方1　将1根葱白捣烂取汁，再将1个僵蚕烤黄研极细末，二者混合后用母乳调稀。每次滴入婴儿口中数滴，每天两次，一般三五天即效。

验方2　将100克带卵蜂巢焙干研碎，每次令婴儿母亲冲服10

克，每天两次，令婴儿正常吮吸母乳（如果婴儿拒食，将乳汁挤出，滴入婴儿口内数毫升），一般三五天即效。

验方3 将50克干艾叶烧灰。每次取适量放于婴儿肚脐中包裹固定，每天换一次，一般三五次即效。

六、婴儿脐肿

验方 将3克荆芥煎汤约5毫升，用棉签蘸擦婴儿患处，每天三五次，一般数日即效。

七、婴儿脐突

婴儿脐突多因婴儿频繁哭闹，至其腹内压增高所致，治疗时要积极避免其哭闹。

验方1 将赤小豆、淡豆豉、天南星、白蔹各1克共研细末，再将适量芭蕉叶捣烂取汁，调和做饼，贴于婴儿脐部包裹固定，每天换一次，一般三五次即效。

验方2 婴儿脐突形成囊肿者，取大黄、牡蛎各5克，芒硝2克，共研末，再将1个大田螺洗净放入约20毫升清水中12小时，用此水调和2克药粉成饼，贴于婴儿脐部包裹固定，每天换一次，一般三五次即效。

八、婴儿无皮

婴儿无皮，即新生婴儿皮肤有缺损，肌筋暴露于外，此乃受胎不足所致。

验方 将若干早稻生白米研成极细末。每次取适量扑撒在婴儿无皮处，不包裹，每天扑撒三五次，一般数日即效。

九、婴儿马牙

婴儿出马牙时，可见突然闭口拒乳，查看其口内，可见牙龈部位有小米粒大小白疱。

验方　用缝衣针直刺白疱，令其出血，随后用碘伏局部消毒，一般一次即效。

十、婴儿舌生白膜

婴儿舌上生白膜要及时治疗，若不治疗，婴儿有可能成为哑巴。

验方1　先用钢针刺破婴儿两侧食指指尖，令其出血，用棉签蘸指尖血后粘少许枯矾末涂抹婴儿舌上，每天涂抹两三次，一般两三天即效。

验方2　将2个僵蚕焙干研末，用适量蜂蜜调和成糊状，用棉签蘸擦婴儿舌上白膜，每天两三次，一般数日即效。

十一、婴儿游风

婴儿游风，即婴儿身上出现红斑、肿胀，并逐渐蔓延，西医称其为血管性水肿。

验方　取绿豆面粉5克，加入2克大黄粉拌匀，用适量蜂蜜调成糊状。每次用棉签蘸擦婴儿患处，每天三次，一般数日即效。

十二、婴儿吐乳

验方1　将白蔻仁、砂仁各2个，生甘草、炙甘草各1克，共研细末。每次用棉签蘸少许药粉涂抹婴儿口内（舌上、腮上），每天两三次，一般数日即效。

验方2　取姜黄0.1克、绿豆大小食盐1粒，加水约20毫升，小火煮约10分钟去渣待温（约三五毫升），再放入小米粒大小的牛黄搅拌均匀。每次治疗时，滴入婴儿口内两三滴，每天三次，一般数日即效。

十三、婴儿夜啼

验方1 取蝉蜕3个、淡竹叶3片，共煎汤约10毫升，每天晚上喂婴儿服下，一般三五次即效。

验方2 将婴儿夜啼声录音，于其夜啼时播放，一般两三次即效。

十四、婴儿小便不通

验方 将葱白1根捣烂，放入麝香0.1克调匀，涂敷婴儿肚脐上包裹固定，一般不久即效。

十五、婴儿大便不通

验方1 将3克皂角焙干研末，加入适量蜂蜜调和成团，放入婴儿肛门内，一般不久即效。

验方2 取香油10克、芒硝0.5克，共煮沸后待温，一天内分两次令婴儿服下，一般不久即效。

第二节　小儿惊风和疳病

小儿指1～12岁（有的医院延至14～16岁）的儿童。本节介绍小儿急惊风、小儿慢惊风、小儿食疳、小儿虫疳、小儿牙疳、小儿走马牙疳、小儿鹅口疮、小儿盗汗共八种小儿惊风和疳病治疗验方。

一、小儿急惊风

小儿急惊风亦称小儿惊厥，表现为小儿惊恐、呼吸急促，严重者可见抽搐、意识障碍、头向上仰、牙关紧闭等，属小儿科急症。

验方1 依患儿年龄，每次每岁取大黄0.9克、甘草0.6克、朱砂0.03克，共研末，分成两份，每天早晚各取一份，用红糖1克化水冲服，一般一两天即效。

验方2 依患儿年龄，每次每岁取艾头、葱头、公丁香各1个，共捣烂如泥，涂敷于患儿肚脐上包裹固定，一般不久即效。

验方3 依患儿年龄，每次每岁取白芷、皂角各0.3克，细辛0.1克，冰片、麝香、蟾酥各0.01克，共研细末。每次取少许药末用塑料管吹入患儿两鼻孔内，令其流涕，再在两鼻孔内滴入梨汁各三五滴，每天一两次，一般一两天火降痰消即效。

验方4 依患儿年龄，每次每岁取陈旧田螺壳1克烤焦，加入麝香0.01克，共研末，用温开水调稀滴入患儿口内，一般不久即效。

二、小儿慢惊风

小儿慢惊风多因吐泻之后脾胃虚弱所致，表现为小儿精神不振、面色萎黄、手足微抽无力。

验方1 依患儿年龄。每次每岁取煨姜、红枣肉各1克，共煎汤服，每天一剂，一般数剂即效。

验方2 取制附子5克研细末，上面放1条大蚯蚓令其滚动，待其不动时，刮下其身上的附子末。依患儿年龄，每岁每次服小米粒大小一粒，用温开水冲服，每天两次，一般连服数日即效。

三、小儿食疳

小儿食疳，即俗称疳膨食积，相当于西医的小儿营养不良。

验方1 依患儿年龄，每岁每天取活蟑螂1只，放油锅内炸焦，外涂一层糖糊再略烤一下研碎，令患儿食下（患儿无不喜食），一般连食数日即效。

验方2 取苦楝树根白皮4克，黑丑、白丑、使君子、大黄各2克，木香、槟榔各1.5克，共研末。依患儿年龄，每岁每天用白糖水冲服0.5克，如有轻微腹泻属正常，如果腹泻较重，黑丑、白丑药量减半，或用蒙脱石散治疗或预防，一般三五天即效。

验方3 取芒硝50克装纱布袋中，每天睡前束于患儿脐部，次日晨去掉，一般三五天即效。

四、小儿虫疳

患小儿虫疳者，时有腹痛，化验其大便，可查到虫卵，相当于西医学的小儿肠道寄生虫病。

验方1 依患儿年龄，每岁每天嚼食（或研末冲服）生榧子肉1克，既可驱虫，又不伤元气，一般连食五六天即效。

验方2 依患儿年龄，每岁每天取葱白、生菜籽油各1.5克，共研成糊状令患儿温服，一般连服两三次，患儿肠道中成虫及虫卵即化为水排出而愈。

五、小儿牙疳

小儿牙疳，即患儿牙龈肿痛，甚者溃烂，患儿哭闹不止，相当于西医学的小儿坏疽性口腔炎。

验方1 将2个紫茄蒂皮晒干，放青瓦上焙焦，加入冰片1克共研末。每次取少许用清水调成糊状涂抹小儿患处，每天两次，一般数日即效。

验方2　将1个五倍子顶部开一小口去其瓤，把2克干芦荟、1克干蟾酥共研末装入五倍子内，用面糊封口烤黄，与雄黄2克、麝香0.5克共研细末。每次用棉签蘸少许药粉涂擦小儿患处，每天两次，一般三五日即效。

六、小儿走马牙疳

小儿走马牙疳，因小儿牙疳发展迅速，势如走马而得名。

验方1　将一条约5厘米长的小鲫鱼去内脏，将生地黄5克、砒霜0.05克共装入鱼腹中，用湿纸包裹烤焦，与枯矾3克、麝香0.1克共研末。每次用棉签蘸少许药粉涂擦小儿患处，每天两次，一般三五天即效。

验方2　取五倍子、青黛、枯矾、黄柏各2克，共研末，令患儿先用淡盐水漱口（患儿不会漱口者，用棉签蘸淡盐水擦洗其口腔），然后再用棉签蘸适量药粉涂擦小儿患处牙龈上，每天两次，一般三五天即效。

七、小儿鹅口疮

小儿鹅口疮，俗称小儿鹅口疮、雪口疮，是由真菌感染所致，表现为小儿口腔黏膜出现乳凝状白色疮面，不易剥离，有明显疼痛，影响患儿进食。

验方　将3克硼砂用炭火烤焙研末，再将150克新鲜嫩桑叶捣烂取汁，用适量桑叶汁将硼砂粉调成糊状，用棉签蘸擦患儿口腔患处，每天两次，一般三五天即效。

八、小儿盗汗

小儿盗汗，即小儿入睡后出汗。

验方1　取黑米100克（略打碎），浮小麦100克（略捣破皮），黄芪、麦冬各10克（布包），去核大枣3个，共煮粥，煮熟后去除药包，令患儿一天内分次食下，一般连食数日即效。

验方2 将30克五倍子研末，每次取适量用小米汤调和成稠糊，涂敷患儿肚脐上包裹固定，如无不适，两三天换一次，一般数次即效。

第三节 小儿传染病

本节介绍小儿普通麻疹、小儿麻疹出疹不快、小儿麻疹疹出目中、小儿麻疹目中生翳、小儿麻疹烦躁不安、小儿麻疹结痂不落、小儿麻疹咳嗽、小儿麻疹咽肿和腮腺炎共九种小儿传染病症治疗验方。

一、小儿普通麻疹

小儿普通麻疹是一种由麻疹病毒引起的急性呼吸道传染病，主要表现为发热、呼吸道炎症、眼结膜炎及皮肤红色斑丘疹。

验方1 取金银花15克，锅巴150克，共打粉，依患儿年龄，每岁每次冲服10克，每天两次，一般数日即效。

验方2 取野茄叶、茎、根各50克，共晒干烤焙打粉，依患儿年龄，每岁每次冲服5克，每天两次，一般数日即效。

二、小儿麻疹出疹不快

小儿出麻疹，一般是发热1～3天、出疹2～3天、消散3～4天，病程约一周左右，超过这个时间，称为出疹不快。

验方 依患儿年龄，每岁每天取新鲜韭菜根20克煎汤服，一般两三剂即效。

三、小儿麻疹疹出目中

验方　依患儿年龄，每岁每天取牛蒡子1克，令患儿之母嚼碎敷于患儿囟门上，包裹固定，每两天换一次，一般两三次即效。

四、小儿麻疹目中生翳

目中生翳，即小儿在出麻疹过程中，眼结膜生出云翳、斑翳，影响患儿视物。

验方　依患儿年龄，每岁每天取新鲜羊肝15克、浮萍1克，加水适量，小火煮约20分钟，令患儿尽量一日内一次或分次食完羊肝、饮完汤，一般三五天即效。

五、小儿麻疹烦躁不安

验方　取滑石粉6克、甘草10克、朱砂0.5克、冰片0.3克、麝香0.1克，共打粉，依患儿年龄，每岁每天用蜂蜜水冲服1克，一般连服三五次即效。

六、小儿麻疹结痂不落

验方　将蜂蜜50克加入10毫升凉开水调匀，每天用棉签频频蘸擦结痂处，一般数日即效，且不留疤痕。

七、小儿麻疹咳嗽

小儿出麻疹咳嗽是比较常见的一个症状。

验方　依患儿年龄，每岁每天取枇杷叶3克，蜂蜜、冰糖各2克，共煎汤服，一般数剂即效。

八、小儿麻疹咽肿

验方　取苦参6克、僵蚕4克，共打粉。每次用塑料管吹小儿咽喉部少许，每天两次，一般数日即效。

九、腮腺炎

腮腺炎是西医病名，病原体是腮腺炎病毒，中医称其为痄腮，表现为一侧或两侧腮部肿痛。

验方1　取皂角100克、天南星10克、江米50克共打粉，每次取适量，用生姜汁调成糊状，涂敷患处包裹固定。每天换一次，一般数次即效。

验方2　取干芙蓉叶100克、赤小豆50克共打粉，每次取适量，用蜂蜜调成糊状，涂敷患处包裹固定。每天换一次，一般三五次即效。

验方3　取250克新鲜仙人掌去刺，捣烂做成饼状，贴患处包裹固定。每天换一次，一般三五次即效。

验方4　取赤芍20克，夏枯草、山慈菇、昆布各10克共煎汤服。每天一剂，一般三五剂即效。

验方5　不分年龄大小，每天肌内注射聚肌孢注射液1毫克，口服泼尼松片5毫克、吗啉胍片0.1毫克，均每天三次，一般三五天即效。

第四节　小儿毒疮及尿床

本节介绍小儿头疮、小儿眉疮、小儿眉癣、小儿舌疮、小儿目赤、小儿咽肿、小儿唇肿、小儿丹毒、小儿黄水疮、小儿水疱疮、小儿淋巴结炎共十一种小儿毒疮治疗验方及一种小儿尿床治疗验方。

一、小儿头疮

验方1　将煮小米粥初沸时粘在锅盖上的小米粥末收集起来，用棉签蘸擦小儿患处，每天数次，一般数日即效。

验方2　将松香6克，黄丹、枯矾各3克，共研细末，用香油调成糊，每天用棉签蘸擦小儿患处两三次，一般数日即效。

二、小儿眉疮

验方1　将猪颈椎骨髓10克、鹿角胶6克及少许清水共放入锅内煮成糊状，每天用棉签蘸擦小儿患处两三次，一般数日即效。

验方2　将小麦麸皮50克炒黑打粉，用白酒调成糊状，每天用棉签涂擦小儿患处两三次，一般数日即效。

三、小儿眉癣

验方　取新鲜旋覆花、新鲜防风、新鲜天麻幼苗各50克，共晒焦打粉，用香油调成糊状，每天用棉签蘸擦小儿患处两三次，一般数日即效。

四、小儿舌疮

验方1　取陈醋250克、白矾粉5克，共加入四分之一个鸡蛋（连清带黄）拌匀，每次用棉签蘸擦患儿两足底约20分钟，每天两三次，一般数日即效。

验方2　取雄黄、黄柏、薄荷各1克，朱砂0.3克，共打粉，每天用棉签蘸少许药粉，反复涂擦小儿患处两次，一般数日即效。

五、小儿目赤

验方1 取胡黄连15克打粉，用茶水调成稠糊，依患儿年龄，每次每岁取2克左右分别敷于患儿手心、足心各0.5克，包裹固定，不脱落不换，一般三五天即效。

验方2 将50克蚯蚓泥用水调成糊状，依患儿年龄，每次每岁取5克左右涂敷于患儿囟门上，干了再涂，一般三五天即效。

六、小儿咽肿

验方1 依患儿年龄，每岁每天取升麻、射干、大黄各1克略捣碎，加水约50毫升，小火煮至约20毫升去渣，分两次温服，一般数日即效。

验方2 依患儿年龄，每岁每天取牛蒡子1克略捣碎，加水约50毫升，小火煎至约20毫升去渣，令患儿分两次温服，一般数日即效。

七、小儿唇肿

验方 取150克桑枝剪碎，加水200毫升，小火煎浓汁约50毫升，每天用棉签蘸擦小儿患处两三次，一般数日即效。

八、小儿丹毒

小儿丹毒初发时，身热、哭闹不安，继而皮肤发红，状如云片，赤如涂丹，由小变大，游走不定。

验方1 将100克生猪油切片，贴小儿患处及其周围，包裹固定，不脱落不更换，一般一周左右即效。

验方2 取绿豆粉15克、大黄粉10克，加入10毫升新鲜薄荷汁及适量蜂蜜，调和成糊状。每次用棉签反复蘸擦小儿患处，每天两三次，一般一周左右即效。

九、小儿黄水疮

小儿黄水疮，亦称小儿脓疱疮，2～7岁小儿多发。

验方　取旋覆花15克焙干存性研末，用香油调成糊状，每天用棉签蘸擦小儿患处两三次，一般三五天即效。

十、小儿水疱疮

小儿水疱疮，即小儿皮肤出水疱，易破溃感染。

验方　取韭菜根旁蚯蚓泥100克，用凉开水调成稀糊，涂抹小儿患处，每天数遍，保持患处湿润，一般三五天即效。

十一、小儿淋巴结炎

验方1　取一般大小活壁虎10条，炙烤至发黄，打粉后分成20份，依患儿年龄，每岁每天取一份，早晚各服一半（或用馒头蘸食），一般连食两三周即效。

验方2　将150克菱角壳炒黄存性研末，每次取适量，用凉开水调成稠糊涂敷小儿患处，用塑料布、纱布包裹固定，每天换一次，一般一两周即效。

十二、小儿尿床

小儿4周岁以前尿床无需治疗，大于4周岁小儿尿床者，可用以下验方治疗。

验方1　取瞿麦、石苇、龙胆草、皂角、桑螵蛸、桂心各5克，鹅不食草、人参各10克，车前草15克，共打粉，不分年龄大小，每次取2克用蜂蜜水冲服，每天三次，服三天后改为每次服3

克，每天三次，一般服完即效。

验方2 取桑螵蛸、金樱子各50克，白蒺藜25克，共加水500毫升，小火煎至约100毫升去渣，加入蜂蜜30毫升调匀，依小儿年龄，每岁每次服2毫升，每天早晚各一次，一般连服数日即效。

验方3 取葱白3根、硫黄3克，共捣烂如泥，每天晚上睡前敷于小儿肚脐上，固定一宿，次日晨去掉，一般连敷三五次即效。

验方4 将2付公鸡肠洗净焙干研末，加入50克面粉及适量水和油盐烙成饼，令小儿一次或分次食完，一般连食两六付公鸡肠粉烙饼即效。

第五节　小儿肺部病症

本节介绍小儿咳嗽、小儿痰喘、小儿支气管炎共三种小儿肺部病症治疗验方。

一、小儿咳嗽

验方1 取干品蜂房（去蛹）50克烤焙存性研末，依小儿年龄，每岁每次用米汤冲服0.5克，每天早晚各一次，一般三五天即效。

验方2 取紫菀、杏仁各5克共研末，另取黄芩5克，蒲公英、黄柏各3克，陈皮2克，煎汤约200毫升，依小儿年龄，每岁每次用约10毫升汤药，送服0.5克药粉，每天两次，一般两三天即效。

验方3 取猪小肠50克洗净、蜂蜜25克、红枣3枚，加水煮熟猪肠，令小儿一次或分次食完猪肠和红枣、饮完汤为一个疗程，一般三五个疗程即效。

二、小儿痰喘

小儿痰喘，即患儿因痰而喘。

验方 将巴豆2粒捣烂，依患儿年龄，每岁取十分之一布包，按男左女右塞于患儿鼻孔内，一般不久即效。

三、小儿支气管炎

验方1 患儿睡前在其两足底各涂一层香油，将1瓣大蒜捣成蒜泥敷于两足心包裹固定一宿，次日晨去掉，患儿口中可闻到大蒜味。如果患儿足底起疱（或破溃），涂擦碘伏消毒，预防感染，足底痊愈后，再用此法治疗一次，一般治疗两三次即效。

验方2 于夏季头伏、中伏、末伏各提前7天，将250克五味子加水1000毫升，用小火煮约20分钟，再放入10个鸡蛋煮沸3分钟，熄火待冷，将鸡蛋放入冰箱冷冻保存。从入伏当天起，令患儿每天温食一个（半熟）五味子水煮鸡蛋。中伏、末伏以同样方法，每天食一个，一般三个伏天连食30天即效（有40天伏天，仍食30天）。

第六节　小儿胃肠病症

本节介绍小儿腹胀、小儿腹痛、小儿腹泻、小儿脱肛、小儿疝气共五种小儿胃肠病症治疗验方。

一、小儿腹胀

验方1 将30克干鸡粪和3克母丁香共打粉，隔水蒸约30分钟，加入适量蜂蜜调成绿豆大药丸，依患儿年龄，每岁每次用米汤冲服两丸，每天三次，一般数日即效。

验方2 每天晚上取约250克白萝卜煮水适量，依患儿年龄，每次取适量白萝卜水服下，一般连服数日即可治疗和预防小儿腹胀。

二、小儿腹痛

验方 将小衣鱼（亦称剪刀虫、虫鱼、壁鱼、燕尾鱼等）三五十条，从水塘里捞出，用纱布包裹，挤干水后，反复揉搓患儿腹部，每天两三次，一般不久即效。

三、小儿腹泻

验方1 将1个木鳖子烤熟去壳，加紫花地丁子3粒共捣烂，用米汤调成糊状，分成三份，依小儿年龄，1~3岁取一份，4~6岁取两份，7岁以上用完，敷于小儿肚脐内包裹固定，一般不久即效。

验方2 取新鲜荠菜30克（或干品10克）、生姜3片、大枣3枚，共煎汤，放入红糖10克，五岁以上患儿每天一剂（5岁以下患儿酌情减量），一般两三剂即效。

验方3 取椿树根白皮、新鲜黄豆芽、青头白萝卜各250克，加入红糖100克共捣烂，加温开水500毫升，用纱布包裹挤出汁，依小儿年龄，每岁每次服5毫升，每天两次，一般三五天即效。

四、小儿脱肛

验方1 取铁锅底灰、冰片、雄黄各2克，加灶心土10克共打粉，用适量香油调成糊状，涂敷于患儿脱肛上，每天两三次，一般连续涂抹数日即效。

验方2 将1个甲鱼头放在新瓦上烤焦研成细末，再将50克桐子油烧沸，放入1条20~30厘米长的蛇蜕，蛇蜕溶化后熄火，倒入甲鱼头粉拌匀。取适量温涂患儿脱肛上，每天两三次，并用纱布条向上托起脱肛，一般两三天即效。

五、小儿疝气

小儿疝气，常发于男孩，是由于小肠随睾丸降入阴囊的途径坠入阴囊引起的。

验方1　取川楝子、大茴香、小茴香、荔枝核各9克，木香、炒山楂、赤茯苓、木通各6克，金樱子、青皮、甘草各3克，吴茱萸、肉桂、乳香、没药各2克，共煎汤约200毫升，依患儿年龄，每岁每次温服2毫升，每天两次，一般数日即效。

验方2（蒙医验方）　取花椒50克，加水1500毫升，煮30分钟待温，令患儿泡脚20分钟左右，再将1000克羊粪炒黄，加入适量奶油拌匀装布袋中，热熨患儿腹部20~30分钟，每天两三次，一般数日即效。

第十五章　五官科病症

第一节　耳部病症

本节介绍中耳炎、耳膜穿孔、耳鸣和听力下降、耳内流水、耳内湿烂、耳郭肿痛共六种耳部病症治疗验方，另附预防耳聋验方。

一、中耳炎

验方1　取全蝎1只、花生米大小白矾1块，同放瓦上焙干研末。每次治疗时，先用棉签将耳内脓液擦干净，再取适量药粉用塑料管吹入耳内，隔日一次，一般三五次即效。

验方2　将20克白矾打碎，装入1个内有胆汁的猪苦胆内，令白矾全部浸没于胆汁中，扎口风干后，将白矾取出研末。每次治疗时，先将耳内脓液擦干净，再取适量药粉，用塑料管吹入耳内深部，每天一两次，一般数次即效。

验方3　取白矾3克，樟脑、冰片各2克，食盐1克共研末。每次治疗时，先用棉签将耳内脓液擦干净，再取黄豆大小一团药粉，用塑料管吹入耳内深部，最后用葱白塞住耳孔，每天一次，一般三五次即效（孕妇禁用）。

验方4　将一大把韭菜捣烂取汁约10毫升，加入2克冰片化开。每天早晚各滴入耳内两三滴，一般数日即效（孕妇禁用）。

验方5　取炙桑螵蛸10克、冰片2克共研末。每次治疗时，先用棉签将耳内脓液擦干净，再取适量药粉，用塑料管吹入耳内深部，每天一两次，一般数日即效（孕妇忌用）。

验方6　将20克煅南星打粉，用陈醋调成稀糊状。每次治疗时，先用棉签将耳内脓液擦干净，再将稀药糊滴入耳内三五滴，每天一次，一般数次即效（孕妇忌用）。

二、耳膜穿孔

验方1　取瘦猪肉200克、石菖蒲20克共加水煮至肉熟。一天内，一次或分次食完肉、饮完汤为一剂，一般连食十余剂即效。

验方2　取猪骨髓200克，生地黄、熟地黄各15克，麦冬20克共加适量清水，文火炖2个小时去渣待温，调味后食完骨髓、饮完汤为一剂，一般连食数剂即效。

验方3　取红枣（去核）15克，枸杞子、桂圆肉各20克，白米100克共煮粥食，每天早晚各一次，一般数日即效。

验方4　取海参60克（去内脏）、熟地黄30克共加水适量，小火煮2小时左右待温，食海参饮汤，每天一次，一般数次即效。

三、耳鸣和听力下降

验方1　取蓖麻子21粒、全蝎1只，远志、煅磁石、乳香各6克，麝香0.3克共打粉，加适量陈醋调成两丸，两耳内各塞一丸，一般数日即效（孕妇忌用）。

验方2　取猪肾1个（去膜）切片、葱白2根、薤白7个、人参2克、防风1克、白米100克共煮粥食，每天一次，一般数日即效。

验方3　取新鲜石菖蒲500克捣烂取汁。每次滴两耳内各三五滴，每天两次，一般数日即效。

验方4 将三五根嫩葱白捣烂挤汁放入瓶内，再放入2条活蚯蚓，待蚯蚓化成水。每次将此水滴入两耳内各三五滴，每天两次，一般数日即效。

验方5 将1只公鸡，去毛、开膛、切块，加入1500毫升甜酒，文火炖熟，分次食完鸡肉饮完汤，一般连食五六只公鸡即效。

验方6 将300克梧桐子打粉。每次冲服3克，每天3次，一般服完即效。

验方7 取乌龟尿液三五毫升（用镜子照龟，龟即尿）。每次将龟尿滴入两耳内各三五滴，每天两次，一般数日即效。

验方8 将1条大鲤鱼脑汁取出放入碗内，放在米饭锅内，隔水蒸至米饭熟取出，再加入10毫升新鲜石菖蒲汁，将鱼脑调稀。每次滴入两耳内各三五滴，每天两次，一般数日即效。

验方9 每天取瘦猪肉100克、豆腐100克、石菖蒲15克、葱白100克，共加水煮至肉熟，去除石菖蒲。一次或分次，一天内食完猪肉、葱白、豆腐，饮完汤，一般连食二三周即效。

验方10 每天睡觉前和起床前，将两手掌相对摩擦至手掌发热后，两手掌紧贴耳郭，令两耳均听不到外界声音，用两食指和两中指并拢连续敲击枕部数十下，然后深呼吸5次，名曰"鸣天鼓"，一般连做数日即效。

附 预防耳聋验方

验方 取双侧听宫穴，用中指或食指下压陷窝，并向上向下按摩，直到有吱吱响声，一般每天按摩2分钟，长期坚持可预防耳聋。

注：听宫穴位于耳屏正中与下颌骨之间凹陷处，即做张口和闭口动作时，在耳屏正中处下方，可以摸到陷窝的部位（图10）。

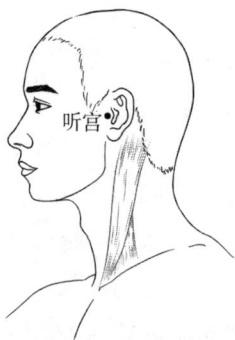

图10 听宫穴

四、耳内流水

验方 1　将 3 个普通蜘蛛烤焙存性，加入冰片 1 克、白矾 25 克共打粉。每次治疗时，先用棉签擦干耳内，再用塑料管吹入适量药粉，每天早晚各一次，一般数日即效（孕妇忌用）。

验方 2　取煅白矾 10 克、麝香 0.5 克共打粉。每次治疗时，先用棉签擦干耳内，再用塑料管吹入适量药粉，每天早晚各一次，一般数日即效（孕妇忌用）。

五、耳内湿烂

验方 1　取石首鱼（即黄花鱼）50 克烤焦存性，加入冰片 1 克共打粉。每次治疗时，先用棉签擦干耳内，再用塑料管吹入适量药粉，每天早晚各一次，一般数日即效（孕妇忌用）。

验方 2　将 10 克海螵蛸烤焙存性，加入麝香 0.5 克共打粉。每次治疗时，先用棉签擦干耳内，再用塑料管吹入适量药粉，每天早晚各一次，一般数日即效（孕妇忌用）。

六、耳郭肿痛

验方　将 400 克牛蒡子根捣烂放入砂锅内，加水 400 毫升左右，熬成浓汁去渣，每天涂擦患处两三次，一般数日即效。

第二节　鼻部病症

本节介绍鼻炎和鼻窦炎、鼻出血、酒糟鼻、鼻塞不通、鼻流清涕不止、鼻息肉、鼻疮共七种鼻部病症治疗验方。

一、鼻炎、鼻窦炎

验方1 将30克藿香装入1个猪苦胆内，令胆汁全部浸没藿香，扎口阴干后取出藿香晒干打粉。每次取5克，与1枚红枣同食，每天早晚各一次，一般数日即效。

验方2 将30克干鹅不食草打粉。每次取适量，用塑料管吹入鼻孔深处，每天两三次，一般数日即效。

验方3 将20克食盐溶于300毫升温开水中。每次令患者将两鼻孔浸入盐水内，用力慢慢将盐水吸入鼻内深处，随后仰卧半小时，每天早晚各一次，一般连做几次即效。

验方4 取近根丝瓜藤500克晒干，放瓦上焙干打粉。每次用酒冲服5克，每天三次，一般数日即效。

验方5 将15克苍耳子打碎，放入30克香油内，煮沸10分钟左右去渣待温。每次治疗时令患者仰卧，滴入两鼻孔内各三五滴，每天两三次，一般数日即效。

二、鼻出血

验方1 常食淡菜炖瘦猪肉可治鼻出血（淡菜，即贻贝，一端尖细、另一端宽圆的贝壳肉）。

验方2 取500克侧柏叶炭打粉。每次用白酒冲服3克，再将剩余的柏叶炭粉与10克甘草粉混合，加水调成稠糊，按男左女右涂敷于足心，用塑料布、纱布包裹固定，口服及外敷均每天一次，一般数日即效。

验方3 将石榴树花或石榴树叶500克晒干烤焦打粉，每天取适量，用黄酒调和成糊，涂抹于出血鼻孔内一次，一般数次即效。

验方4 取新鲜韭菜500克捣烂取汁，令患者一日内一次或分次服下，一般连服数日即效。

验方5 右侧鼻孔出血者，往其左侧耳孔内吹气，左侧鼻孔出血者，往其右侧耳孔内吹气，双侧鼻孔出血者，往其双侧耳孔内吹气，一般不久即效。

验方6　鼻孔常出血者，每次冲服血余炭1克和绿豆粉3克，每天两三次，一般连服数天即效。

验方7　南方有椰子的地方，将一个成熟椰子开一小口，放入燕窝10克，开口朝上放入锅内，锅内加水炖2小时，令患者食燕窝饮椰汁，每天一次，一般数次即效。

三、酒糟鼻

酒糟鼻，因鼻色紫红如酒糟而得名。

验方1　将100克杏仁（去皮）捣烂如泥，每天早晚各取适量用鸡蛋清调成糊涂抹患处，一般数日即效。

验方2　将一个新鲜荸荠切片，紧贴患处涂擦，直至鼻上涂满白浆，每天晚上涂抹一次，一般数日即效。

验方3　取白蔹、白石脂、去皮杏仁各25克共打粉，每天早晚各取适量，用鸡蛋清调和成糊涂抹患处一次，一般数日即效（孕妇慎用）。

四、鼻塞不通

验方　取通草、附子各10克，细辛5克共打粉，加入适量蜂蜜调和成两团，用两块纱布包裹，分别塞于两鼻孔内，一般不久即效（孕妇慎用）。

五、鼻流清涕不止

验方1　取细沙2000克、生花生500克，令患者亲手炒熟，自然吸入炒花生的热气，每天一次，一般一两次即效。

验方2 取鲜白茅根、鲜葛花各100克，加入葱白2根，用无根水（即盆接雨水）煎汤服，每天一剂，一般两三剂即效。

六、鼻息肉

验方1 取藕节（连须）500克，放瓦上焙干打粉。每次取适量，用塑料管吹入患侧鼻孔内，每天两三次，一般数日即效。

验方2 将枯矾500克打粉，用适量猪油调和成团，用稀纱布包裹塞于患侧鼻孔内。一般数日后，鼻息肉即随纱布团脱出。

验方3 将雄黄、硼砂各2.5克，冰片1克共研末。每次将少许药粉涂抹在鼻息肉上，每天早晚各一次，一般数日即效（孕妇禁用）。

验方4 取白矾25克、轻粉10克、杏仁7粒共研末。每次取适量药粉用塑料管吹入患侧鼻孔内，每天一次，一般数日即效（孕妇禁用）。

验方5 每次将少许清凉油涂抹于患侧鼻翼上，每天三五次，一般数日即效。

七、鼻疮

验方1 每天取薏苡仁、冬瓜皮各200克煮水作茶饮，一般数日即效。

验方2 取密陀僧、白芷各10克共研末，加入适量黄蜡调成糊。每次取适量涂抹患处，每天两三次，一般数日即效（孕妇慎用）。

第三节　咽喉病症

本节介绍咽喉急慢性炎症、失音、声音嘶哑、白喉、咽喉息肉、咽喉痒痛、咽喉梗骨、咽喉梗鱼刺、梅核气共九种咽喉病症治疗验方。

一、咽喉急、慢性炎症

验方1　取湿海带500克洗干净，用开水焯一下切碎，加入500克白糖腌两天，冷冻保存。每次取30～50克，解冻后生食，每天三次，一般数日即效。

验方2　将7粒大茴香研末，加入白糖、蜂蜜各50克，打入1个鹅蛋拌匀，隔水蒸熟。每次用温水冲服10克（约一汤勺），每天三次，服完为一个疗程，一般一两个疗程即效。

验方3　将干咽喉草（又名野茴香）50克烤炭研末，加入冰糖、香油各120克和生鸡蛋黄4个拌匀，隔水蒸熟，每天早中晚各服10克（约一汤勺），一般服完即效。

二、失音

失音者，有语无声也。

验方1　取干青蒿6克、胖大海3枚共煎汤服，每天一剂，一般三五剂即效。

验方2　将50克生姜和500克白萝卜共捣烂如泥。每次温服30克，每天三次，一般服完即效。

验方3　每天晚上睡前将1个鸡蛋打入碗内，加入10克白砂糖搅匀，冲入300毫升白开水待温服下，一般连服数次即效。

验方4　将250克生猪油热炼去渣，加入蜂蜜250克再熬片刻，冷却后加入梨汁500毫升拌匀。每次温服约50毫升，每天两三次，一般服完即效。

三、声音嘶哑

验方1 取干金针菜50克，加水300毫升小火煮熟待温，再加入蜂蜜20毫升调匀。每次含口中约10毫升片刻后徐徐咽下，每天三次，一般两三天即效。

验方2 每天取贝母、葶苈子、山豆根各10克，共煎汤约200毫升，早晚各服一半，一般两三天即效。

验方3 将1个生鸡蛋打入碗内，加入白糖20克调匀，冲入开水250毫升，每天睡前一次服下，一般连服两三天即效。

验方4 每天取麦冬、青果、胖大海各10克，加入开水300毫升，浸泡15分钟，不拘次数服完，一般连服两三天即效。

验方5 取茶叶、苏叶、食盐各3克，先将茶叶炒焦，再将食盐炒红，同苏叶共加水300毫升煎汤服。每天两次，一般两三天即效。

验方6 每天将2个梨切块，加入冰糖50克，共放入锅内加水将梨煮熟，分两次食梨饮汤，一般两三天即效。

验方7 每天取胖大海5个、冰糖20克，共冲入开水300毫升浸泡30分钟，去除胖大海，分两次饮下，一般两三天即效。

四、白喉

白喉，是由白喉杆菌引起的急性呼吸道传染病，主要表现为咽喉部灰白色纤维蛋白性假膜和全身毒血症状，严重者可并发心肌炎和周围神经炎。该病高发于春、秋季节，10岁以下儿童多发，2～5岁发病率最高。

验方1 取苍耳子8克（成年人用量），儿童按患儿年龄〔（年龄+2）×5，得数为成年人（8克）的百分数〕计算〔例如：2岁儿童的用量是：（2+2）×5=20，即：用量为8克×20%=1.6克〕，煎汤服，每天一剂，一般数剂即效。

验方2　每次服万年青叶汁15毫升（成年人用量），儿童用量按上述算法计算，每天早晚各服一次，一般数日即效。

五、咽喉息肉

验方1　取山楂片、陈皮各15克煎汤，加入适量蜂蜜温服，每天一剂，1个月为一个疗程，一般一两个疗程即效。

验方2　取核桃仁、杏仁、花生仁各50克，共浸泡后去皮煮熟，加入开水焯芹菜50克及适量调料拌成凉菜，一天内食完，一般连食数周即效。

验方3　取陈皮、茯苓、白术、白芥子各15克，苍术、半夏、枳实、甘草各12克共煎汤服。每天一剂，一般数周即效。

验方4　将20克食盐溶于50克温开水中，每天用棉签蘸盐水涂擦息肉数次，一般数周即效。

六、咽喉痒痛

验方1　将75克薄荷脑、25克白矾共溶于150毫升温开水中。用此水漱口，每天两三次，一般数日即效（孕妇慎用）。

验方2　取芒硝30克、硼砂10克，冰片、僵蚕各1.5克，共打粉。每次取适量，用塑料管吹咽喉上，每天两三次，一般数日即效（孕妇慎用）。

验方3　取玄参、麦冬各6克，木蝴蝶、生甘草各3克，共煎汤服。每天一剂，一般一周左右即效。

验方4　将10克大蒜去皮，捣成蒜泥，放入冰糖10克，加水300毫升煮沸10分钟待温。一次服下，每天三次，一般一两天即效。

七、咽喉梗骨

验方1 令患者仰卧，将黄豆大小一粒白矾含口中，待白矾溶化后随唾液徐徐分次咽下，一般连服数粒白矾即效（孕妇慎用）。

验方2 取草果、砂仁、威灵仙各15克，加白糖50克、清水1500毫升煎汤待温，令患者饮汤仰卧，徐徐咽下，一般不久即效。

八、咽喉梗鱼刺

验方1 将30克橄榄肉捣烂如泥，令患者仰卧，每次取适量含口中，随唾液缓缓咽下，一般不久即效。

验方2 将两三只鹅鹚（或鸭）头朝下悬吊，收集其唾液50~100毫升，令患者仰卧，分次含口中缓缓咽下，一般不久即效。

九、梅核气

梅核气，系中医病名，表现为患者自觉咽喉中有异物，如梅核梗阻，吐之不出，咽之不下，吞咽唾液时感觉明显，吞咽食物时感觉不明显，或无异常感觉，五官科检查无器质性病变，多与情绪变化有关。相当于现代医学的"咽异感症""咽神经官能症""癔球症"等。

验方1 取姜半夏、茯苓、生姜各12克，厚朴10克，苏叶6克共煎汤服。每天一剂，一般数剂即效。

验方2 取湿海带250克洗净、切丝煮半熟，加入250克白糖放入冰箱冷藏腌两天后，冷冻保存以防变质，一般在三五天内分次食完即效。

验方3 取山豆根、桔梗、麦冬、金银花各12克共煎汤服。

每天一剂，一般数剂即效。

第四节　眼部病症

本节介绍夜盲眼、沙眼、烂眼皮、结膜炎、眼前飞蚊症、眼内赘肉、风眼泪下、老花眼、近视眼、早期白内障、瞳孔偏侧、视神经萎缩、麦粒肿、青光眼、眼睑痉挛、视网膜黄斑病共十六种眼部病症治疗验方。

一、夜盲眼

验方1　将20克海蛤壳粉加入2克黄蜡拌匀，再将100克羊肝用竹片刀切数片（不切断），分层加入黄蜡海蛤壳粉，用棉线缝口放铜锅内，加水500毫升左右，煮熟羊肝，热薰双眼数分钟待温，食羊肝饮汤。每天一次，一般数次即效。

验方2　取谷精草50克、猪肝100克，同煮20余分钟，食猪肝饮汤，每天一剂，一般数剂即效。

验方3　取新鲜羊肝200克不洗，用竹刀片切片，加入谷精草100克，同放入砂锅内煮20余分钟。一次或分次食完羊肝饮完汤，每天一剂，一般数剂即效。

二、沙眼

验方1　将公鸡冠血5毫升，滴入放有少许抗凝剂的小瓶内并轻摇，防止血液凝固。每次用竹签蘸鸡冠血滴入双眼内各两三滴，每天早晚各一次。每次滴眼后闭目10分钟左右，一般一两周即效。

验方2　每天早晨，用自己晨尿洗双眼数分钟，一般数日即效。

三、烂眼皮

验方1 将20克黄连打碎，加水150毫升，文火煮30分钟去渣，再将150克炉甘石烧红后放黄连水中，片刻后取出炉甘石再煅烧，再放入，直至黄连水用尽，将炉甘石研末，每次取适量，用香油调和涂擦患处。每天三五次，一般数日即效。

验方2 将3个熟鸡蛋黄打碎放铜勺内，加少许香油将鸡蛋黄炒至发黑，把蛋黄油装入小瓶内。每天用棉签蘸蛋黄油涂擦患处三五次，一般数日即效。

验方3 将25克白矾放入5毫升陈醋中研碎，再加入少许牛奶，调成稀糊涂擦患处。每天早晚各一次，一般数日即效（孕妇慎用）。

四、结膜炎

验方1 取1根老黄瓜，一端开一个口，取出瓜瓤，装满芒硝悬挂阴凉处，待芒硝渗出黄瓜皮后，每次刮下适量点眼。每天两三次，一般数日即效。

验方2 将1个田螺去壳放入小瓶内捣烂，再放入少许细盐，待田螺化成水，每次点眼两三滴。每天早晚各一次，一般数日即效。

验方3 将5克花椒放入50毫升白酒中浸泡三天。每次用棉签蘸白酒擦眼角、眼皮，每天早晚各一次，一般数日即效。

验方4 取10岁以下儿童中段尿液10毫升，每天睡前用棉签蘸擦眼皮及眼内外三五遍，随后轻揉几下双眼，再用力眨眼三五次后入睡。一般轻者一次、重者两三次即效。

五、眼前飞蚊症

眼前飞蚊症，即时常感觉眼前有游动的黑点，挥之不去。

验方 1　取干桑椹 2500 克加水 5000 毫升，煮 20 余分钟，放入黑豆 2500 克，小火煮熟黑豆熬干水，晒干打粉。每次用淡盐水冲服 50 克，每天早晚各一次，一般服完即效。

验方 2　将 1500 克小黑豆爆炒，浸泡于 3000 毫升 9 度米醋中 2 小时，取出晒干打碎。每次用淡盐水冲服 50 克，每天早晚各一次，一般服完即效。

验方 3　取小黑豆 100 克，女贞子、旱莲草各 20 克，共加水煮熟小黑豆，食小黑豆饮汤。每天一剂，一般一两周即效。

验方 4　取金蝉花 6 枚、羊肝 100 克，山药、枸杞子各 15 克，共加水适量煮约 30 分钟，食羊肝饮汤。每天一剂，一般数剂即效。

六、眼内赘肉

眼内赘肉，中医称其为"目生障翳"，即眼内长出多余的脂肪堆积的团块。

验方 1　取 3 个生羊肝不洗，表面均涂一层蜂蜜，然后包上一层棉纸，悬挂于阴凉处，待棉纸外有白霜出现时，将白霜扫下来。每次取适量点眼内，每天两三次，一般数周即效。

验方 2　将 10 克芒硝放铜器内，急火热炼 3 分钟左右，冷却后研末。每天睡前取适量药末点眼一次，一般数周即效。

七、风眼泪下

风眼泪下，中医称其为"风泪眼"，经常一只眼或双眼不由自主流泪，遇风吹时更甚。

验方 1　将三五条 250 克左右鲫鱼胆囊中的胆汁取出，加入适量牛奶，放米饭锅内蒸 20 分钟左右取出，露天放置 12 小时，每天睡前点两眼角各一两滴，次日晨用 10 克桑叶煎水洗眼三五分钟，一般数日即效。

验方 2　取霜桑叶 20 克、芒硝 2 克，煎汤 200 毫升左右。每天早晚各洗眼三五分钟，一般数日即效。

验方 3　将 1 个猪蹄和 50 克冰糖共放入高压锅内将猪蹄炖烂熟，食完猪蹄、饮完汤，每天一次，一般连食数日即效。

验方 4　取猪肝 100 克、枸杞新鲜幼苗 50 克，共加水约 500 毫升，文火煮 20 分钟左右，食猪肝饮汤。每天一次，一般数日即效。

验方 5　将枸杞子、菊花各 250 克浸泡于 1000 克黄酒中，密封三周。每天早晚饭后各饮枸杞菊花酒 30 毫升，一般数日即效。

验方 6　风泪眼遇风寒流泪者，取小菊花、枸杞子、巴戟天、肉苁蓉各 15 克煎汤服。每天一剂，一般数剂即效。

验方 7　风泪眼遇风热流泪者，取小菊花、黄芩、黄连各 6 克，生石膏（另包，先下锅 10 分钟）20 克共煎汤服。每天一剂，一般数剂即效。

八、老花眼

验方 1　取小黑豆、枸杞子各 1000 克，加水 3000 毫升左右，大火烧开，小火将小黑豆煮熟，再加红糖 100 克煮至无水，共捣烂如泥，冷冻保存，以防变质。每天早晚各用淡盐水冲服约 20 克，一般服完即效。

验方 2　取小黑豆、枸杞子各 1000 克，共烘干炒焦打粉。每次用淡盐水冲服 15 克，每天三次，一般服完即效。

九、近视眼

验方 1　取干天茄棵（俗称黑豆豆棵，一种草本植物，结果时，上面长有许多青豆豆，成熟后变为黑豆豆，味甜）250 克，加水1000毫升，大火烧开，小火煮30分钟，热熏双眼30分钟（以能忍受为度）。每天熏三五次，连熏5天为一个疗程，隔三天再行第二个疗程，一般连熏四五个疗程即效。

验方2 取生地黄50克，枸杞子、石决明各30克，车前子、菟丝子、茯神、丹参、五味子、石菖蒲、远志、红参各20克，红花10克，共打粉。每次用蜂蜜水冲服10克，每天3次，一般数周即效。

十、早期白内障

验方1 取白术、茯苓、白及各100克，共打粉。每次取20克，打入2个鸡蛋拌匀，放少许食盐，将鸡蛋炒熟，每天早晚各食一半，一般数周即效。

验方2 取石决明30克，草决明15克，谷精草、生地黄、赤芍、女贞子、密蒙花、白菊花、沙苑子、白蒺藜、党参、黄芪、黄芩各12克，甘草6克，共煎汤服。每天一剂，一般数剂即效。

验方3 取磁石60克、琥珀15克、朱砂10克、茯神120克、生蒲黄15克，共打粉，用炼蜜调和为60丸（每丸约5克）。每天早、中、晚各服一丸，服完为一个疗程，一般连服两三个疗程即效（孕妇忌用）。

十一、瞳孔偏侧

瞳孔偏侧，即瞳孔偏向一侧，目斜视，中医称其为"瞳人反背"。

验方 取密蒙花、蝉蜕、菊花、郁李仁、生石膏（另包，先煎10分钟）、草决明、石决明、白矾、谷精草、甘草各12克，珍珠母1.2克，百部6克（除5岁以下儿童外，不分年龄大小，12味药用量均不可增减），共煎汤服。每天一剂，服后有发冷感，属正常反应，一般连服三五剂即效（5岁以下儿童用量酌减）。

十二、视神经萎缩

视神经萎缩系西医诊断病名，表现为眼目外观无异常，但是视力下降，甚者失明，中医称其为"内障青盲"。

验方1 将500克羊肝煮熟，加入熟地黄60克（打碎）、黄连30克（打粉）共捣烂。每次用茶水冲服20克，每天三次，一般服完即效。

验方2 将1只乌鸦的胆汁取出，阴干研末。每次取少许点眼内，早晚各点一次，一般数日即效。

验方3 取当归、川芎、香附、益母草、黄芩、赤芍、延胡索、白芷、泽兰、木香、玄参各12克，甘草6克共煎汤服。每天一剂，一般数剂即效。

验方4 取枸杞子、菊花、丝瓜络、麦冬、珍珠母、生地黄、当归、赤芍、苏木、青葙子、丹参、黄芪各12克，共煎汤服。每天一剂，一般数剂即效。

验方5 取熟地黄、制首乌、黄精、车前子（包煎）、桑椹、丹参、枸杞子、菟丝子、覆盆子、川芎各12克，共煎汤服。每天一剂，一般数剂即效。

十三、麦粒肿

验方1 取天南星、生地黄各15克，共捣烂如泥。每次取适量涂抹两太阳穴（部位见第六章第二节），每天两三次，一般数日即效。

验方2 取玄参12克，防风、白芷、天花粉、前胡、黄芩、赤芍、贝母各10克，陈皮、桔梗各8克，共煎汤服。每天一剂，一般数剂即效。

验方3　取生地黄30克，玄参18克，黄芪12克，夏枯草、麦冬、沙参、青蒿、地骨皮各9克，甘草3克，共煎汤服。每天一剂，一般数剂即效。

十四、青光眼

青光眼主要表现为眼压升高、眼胀、头痛、视力下降、畏光、流泪等，中医学称其为五风内障（青风内障、绿风内障、黄风内障、乌风内障、黑风内障）。

验方1　将3个一般大小成熟的向日葵盘（去子）剪碎煎汤，先取一半熏洗患眼30分钟，另一半温服。每天早晚各一次，一般数日即效。

验方2　取夏枯草、白蒺藜各15克，共煎10分钟，再加入羊肝100克（用竹片刀切片），再煮20分钟，食羊肝饮汤。每天一剂，一般数剂即效。

验方3　将生土豆汁、生藕汁各两三毫升混合。每次点患眼两三滴，每天两三次，一般数日即效。

十五、眼睑痉挛

（一）偶发眼睑痉挛

验方　将鳝鱼断尾，取其血30滴左右，存入内有少许抗凝剂的小瓶内并轻摇，防止血液凝固，再加入麝香0.15克调匀，涂患处一层，半小时后再涂一次，一般涂两三次即效，恢复正常后将鳝鱼血洗去（孕妇忌用）。

（二）频发眼睑痉挛

验方1　取制黄芪20克，当归、茯神各15克，柏子仁、白芍、石菖蒲、姜半夏、酸枣仁各12克,胆南星(毒性比天南星小)、甘草各6克,细辛3克,共煎汤服。每天一剂,一般数剂即效(孕妇忌用)。

验方2 将5粒巴豆浸泡于500毫升白酒中2小时,烧热白酒热熏痉挛眼睑一两个小时,严重者熏三四个小时。每天熏一次,一般三五次即效。

验方3 将炒黄豆、独活、防风各50克,白附子30克,共捣烂,放入500毫升米酒中煮沸10分钟去渣。每天早晚各饮米酒30毫升,一般服完即效。

十六、视网膜黄斑病

视网膜黄斑病是一种老年性眼病,主要表现为视物模糊、视力下降、视野中黑影等,中医称其为眼底病,也称视瞻昏渺。

验方1 将60克羊肝洗净去膜切片,加3根葱白(切段),共放入油锅内炒片刻盛出来,再将100克大米加水适量煮至半熟,放入未炒熟羊肝,继续小火将羊肝及米煮熟,尽量一次食完。每天早晚各一次,一般数周即效。

验方2 取女贞子、桑椹、制首乌、旱莲草、枸杞子各12克,制龟甲、制鳖甲各20克,共煎汤500毫升左右,放入白糖20克,分三次服下。每天一剂,一般数周即效。

验方3 取党参、茯苓、炒白术、炙甘草、熟地黄、白芍、当归、川芎各12克,共装布袋中,与100克瘦猪肉、100克母鸡肉一块共放入锅内,再放入鸡骨、狗骨、羊骨、牛骨各100克(均洗净、打碎),加水适量烧开,清除漂浮沫后,再加适量葱白、生姜,将猪肉、鸡肉煮至烂熟,分次食完肉,饮完汤。每日或隔日一剂,一般数周即效。

第五节　唇腔病症

本节介绍口唇开裂、口腔溃疡、烂口角、口干口苦、口臭共五种口唇口腔病症治疗验方。

一、口唇开裂

验方1　取瓦楞子、生姜各5克，加入2克食盐共捣烂。每次取适量涂抹患处，每天两次，一般数次即效。

验方2　将50克白荷花揉碎，或将20克干白荷花研末，用水调成糊状，每天涂抹患处两三次，一般数日即效。

二、口腔溃疡

验方1　先取硼砂、芒硝各15克，溶于300毫升水中，用此水漱口，每天三五次。同时，再取天南星30克研末，用热醋调成糊状，每次取适量敷于两足心包裹固定，每两天换一次。一般两三天即效。

验方2　取黄连、干姜各15克共研末，每天用棉签蘸涂患处两三次，一般三五天即效。

验方3　将5克白矾溶于250毫升水中，用此水漱口，每天三五次，一般三五天即效。

验方4　取去蛹蚕茧5克、硼砂2克共焙干研末。每次涂抹患处少许，每天两三次，一般两三天即效。

验方5　取生石膏30克（另包，先煎10分钟）、生地黄15克，板蓝根、忍冬藤、蒲公英各12克，连翘、知母、黄芩、栀子炭各10克，茵陈、炒枳实、桔梗、甘草各6克，共煎汤服。每天一剂，一般数剂即效。

验方6　将100克干西瓜皮炒焦，加入冰片2克共研末。每次取适量，用蜂蜜调成糊状涂抹患处。每天两次，一般数日即效

（孕妇慎用）。

三、烂口角

验方1 截取一条新鲜杉木细枝，用猛火烧其远端，截面即有白浆流出，将白浆收集起来涂抹患处。每天两三次，一般数日即效。

验方2 将6克食盐溶于300毫升浓茶中，用此盐茶水漱口。每天三五次，一般三五天即效。

验方3 将10克砂仁壳炒焦研末，每次取适量，用水调成糊状涂抹患处。每天三五次，一般数日即效。

验方4 将30克绿豆浸泡于300毫升冷水中10分钟左右，煮沸5分钟去除绿豆，冲1个鸡蛋服下。每天早晚各一次，一般数日即效。

四、口干和口苦

验方1 将50克麦冬研碎，加入无核大枣20个、蜂蜜30克、白米100克共煮粥食。每天一次，一般数日即效。

验方2 将20克枸杞子洗净，打入1个鸡蛋，拌匀后蒸熟食下。每天早晚各一次，一般数日即效。

验方3 取麦冬45克，半夏、甘草各6克，人参9克，白米3克，大枣4枚，共煎汤服。每天一剂，一般一周左右即效。

五、口臭

验方1 每天取山楂10克熬水当茶饮，一般数日即效。

验方2 取陈皮、白糖、甘草各10克煎汤服，每天一剂，一般数剂即效。

验方3 取葵花子仁、蜂蜜各50克共捣烂成糊状。每次含服10克左右，每天三五次，一般三五天即效。

验方4 将10克白矾溶于100毫升水中，再将10个橄榄捣碎加入其中，浸泡半小时，用此水漱口。每次含漱10分钟，每天三五次，一般三五天即效。

验方5 常饮菊花茶，一般数周即效。

第六节 舌部病症

本节介绍舌木、舌缩入、舌出血、舌裂、舌肿共五种舌部病症治疗验方。

一、舌木

舌木，中医称为"舌痹"，表现为舌头麻木、嗅觉减退或无嗅觉。

验方1 将僵蚕10克焙干研末。每次取少许吹舌上，每天两三次，一般两三天即效。

验方2 将2条活蚯蚓放入瓶中，加入少许细盐，不久，蚯蚓即化成水。每天用棉签蘸此水涂擦舌面两三次，一般数日即效。

二、舌缩入

舌缩入，中医称其为"舌短""舌本缩""舌缩"等，即舌体收紧不能伸长。

验方1 取新鲜艾叶50克左右捣烂，或干艾叶10克左右研末，加水调成糊状。每次将适量涂擦舌上，每天两三次，一般数日即效。

验方2 将100克芥菜籽研末，用热醋调成糊状，涂抹于颈下部一圈，用塑料布、纱布包裹固定，一般不久即效。

三、舌出血

舌出血，中医称其为"舌衄"。

验方1 将海螵蛸、蒲公英各10克共研末。每次取适量涂抹舌上，每天两三次，一般数日即效。

验方2 取30克芫荽（又称香菜）煎汤服，每天一剂，一般两三天即效。

四、舌裂

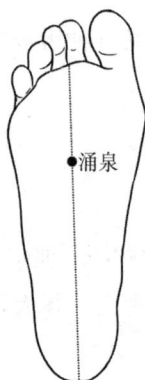

图11 涌泉穴

验方1 将紫草20克、蒲黄10克共研末，用温水调成糊状，涂敷于两足涌泉穴，包裹固定，每天换一次。涂敷包裹固定之前，先用热水烫洗双脚，一般一两次即效。

注： 涌泉穴位于两足底，第二足趾缝根部与足跟最后部连线的前三分之一与后三分之二交点上（图11）。

验方2 将1个鸡蛋略煮半熟，将鸡蛋皮揭下贴舌上，如果脱落再贴，一般两三天即效。

五、舌肿

验方1 将1条活蚯蚓放入瓶中，加入少许细盐，不久，蚯蚓即化为水。每次用棉签蘸此水涂抹舌上，每天三五次，一般数日即效。

验方2 取炙土鳖虫5个、食盐15克共研碎，加水500毫升左右，煮沸10分钟待温。每次含此水一口，片刻后吐出，每天如此反复数次，一般数日即效。

验方3 将雄鸡冠用针刺破，令鸡冠血流入放有少许抗凝剂的小瓶中并轻摇，防止血液凝固。令患者舌头浸入其中10～15分钟，每天两次，一般数日即效。

第七节　齿部病症

本节介绍普通牙痛、风火牙痛、龋齿（俗称"虫牙"）牙痛、睡眠中磨牙、牙龈宣露共五种牙齿病症治疗验方，以及立止牙痛、预防牙痛、拔牙不痛、固齿四种验方。

一、普通牙痛

普通牙痛，即不明原因出现的牙痛，通常表现疼痛剧烈，难以忍受。

验方1　取大蒜2瓣、轻粉3克共捣烂如泥。每次牙痛时，取适量按男左女右涂敷于经渠穴，一般片刻后即感热辣起疱，将水疱用针挑破，涂碘伏消毒，不久即效。

注：经渠穴位于两前臂桡侧远心端，桡骨茎突与桡动脉"关脉"搏动点之间的陷窝处（图12）。

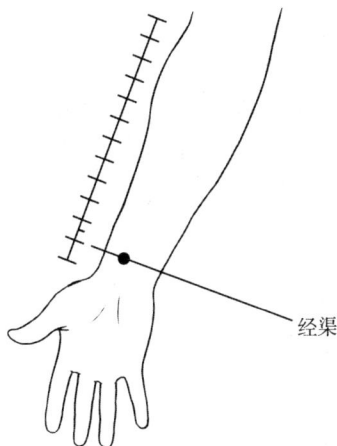

图12　经渠穴

验方2　取冰片、硼砂各3克，芒硝2克共研末，加水调成糊状。每次牙痛时，取适量涂抹疼痛牙齿、牙龈及内腮上，一般不久即效（孕妇禁用）。

验方3 取冰片3克、芒硝2.5克、硼砂1.5克共研末。每次牙痛时，先以浓茶漱口，再将适量药粉涂抹疼痛牙齿和牙龈上，一般不久即效（孕妇禁用）。

验方4 每次牙痛时，口服吲哚美辛1片、去痛片2片，一般不久即效。

验方5 取一独头大蒜，捣烂如泥。牙痛时，取适量涂抹患处，一般不久即效。

验方6 取蒲公英30克，白芍、甘草各15克，细辛3克共煎汤服，每天一剂，分3次服下，一般一两剂即效（孕妇慎用）。

验方7 取干花椒10克，加水200毫升煮3分钟去渣，加入白酒50毫升待温。每次牙痛时，用棉签蘸湿放患处，咬紧牙，一般不久即效。

验方8 将仙人掌1片去刺，对剖成2片，将带浆的一面贴在面部牙疼部位，一般不久即效。

二、风火牙痛

风火牙痛者，恶热，患处牙齿、牙龈及腮部皆痛。

验方 将10克大黄研碎，用白酒调和成糊状，外敷面部牙痛部位，包裹固定，一般数分钟即效。

三、龋齿牙痛

龋齿（俗称"虫牙"），指由于细菌感染等因素导致的牙齿被腐蚀的疾病。

验方1 将50克雄黄研末，用香油调成糊状。每次牙痛时取适量涂抹于口内患处，保留片刻后漱口吐出，一般反复数次即效（孕妇忌用）。

验方2 取油松细枝约100克剪碎，小火煮30分钟待温。每次牙痛时，口含松枝水漱口10分钟左右，一般连续含漱数次即效。

四、睡眠中磨牙

验方1　取新鲜枸杞菜250克、去蒂黄花菜20棵、大枣3个、猪胰腺1具共煎汤服，每天一剂，一般数剂即效。

验方2　取陈皮15克煎汤服，每天一剂，一般三五剂即效。

验方3　取生地黄、磁石（打碎，先煎10分钟）各30克，香附15克，山药、山萸肉各12克，泽泻、乌梅、炙甘草、远志、牡丹皮、五味子各10克共煎汤服，每天一剂，一般数剂即效。

五、牙龈宣露

验方　将10克食盐溶于100毫升水中，每天早晨起床后，口含温热盐水10余分钟，一般数周即效。

附　其他齿部验方

1.立止牙痛

验方1　将15克松香浸泡于50毫升白酒中2个小时左右，待松香溶化后，用棉签蘸白酒放痛牙上，咬紧牙，一般数分钟即效。

验方2　牙痛时，口服红霉素片3片、维生素 B_1 片和维生素 B_2 片各2片，一般不久即效。

2.预防牙痛

验方　取硼砂10克，加薄荷油两滴，共溶于400毫升左右温开水中，每天用此水漱口两三次，一般可有效预防牙痛（孕妇慎用）。

3.拔牙不痛

验方　取干凤仙花5克，加砒霜0.5克共研末，取少许涂抹于坏牙根部，一般片刻后，坏牙极易拔出而不痛（注意事项：含有砒霜末的口水不可咽下，孕妇禁用）。

4.固齿

验方1 取煅羊腿胫骨500克，加入食盐10克共打粉。每天用纱布蘸羊骨粉摩擦牙齿、牙龈两三次。每次三五分钟，长期坚持，牙齿坚固。

验方2 每次小便时，咬紧牙齿，并将舌尖顶紧上腭，同时，意守牙齿、牙龈，长期坚持，牙齿坚固。

附录一　病症名索引

（按汉语拼音首字母排序）

X

Y

附录二　363 味常用中药功能歌诀

一、解表药（25 味）

1.辛温解表药（14 味）
歌诀：麻桂苏荆风，羌芷藁姜葱，辛细香苍耳，风寒感冒用。

麻黄、桂枝、苏叶、荆芥、防风，羌活、白芷、藁本、生姜、葱白，辛夷、细辛、香薷、苍耳子。

2.辛凉解表药（11 味）
歌诀：葛柴薄荷蝉，桑菊豆牛蔓，升麻和浮萍，风热感冒安。

葛根、柴胡、薄荷、蝉蜕，桑叶、菊花、淡豆豉、牛蒡子、蔓荆子，升麻、浮萍。

二、清热药（60 味）

1.清热泻火药（12 味）
歌诀：清热泻火数母膏，花芦生津栀三焦，夏枯竹叶寒水好，决蒙青谷明目消。

知母、生石膏，天花粉、芦根、栀子，夏枯草、竹叶、寒水石，草决明、蒙脱石、青葙子、谷精草。

2.清热燥湿药（6 味）
歌诀：清热燥湿疗效好，芩连柏白苦胆草。

黄芩、黄连、黄柏、白鲜皮、苦参、龙胆草。

3. 清热解毒药（31）

歌诀：清热解毒青四穿，银连大板豆酱干，三白二马秦土胆，绿熊红贯重楼半，金鱼蒲地漏千山。

青黛、四季青、穿心莲，金银花、连翘、大青叶、板蓝根、山豆根、败酱草、射干，白蔹、白头翁、白花蛇舌草、马齿苋、马勃、秦皮、土茯苓、鸦胆子，绿豆、熊胆、红藤、贯众、重楼、半枝莲、金榄果、鱼腥草、蒲公英、紫花地丁、漏芦、千里光、山慈菇。

4. 清热凉血药（6味）

歌诀：清热凉血六味药，元丹赤地紫牛角。

玄参、牡丹皮、赤芍、生地黄、紫草、水牛角。

5. 清虚热药（5味）

歌诀：清虚热　白银胡，胡黄连　青地骨。

白薇、银柴胡，胡黄连、青蒿、地骨皮。

三、泻下药（12味）

1. 强力泻下药（4味）

歌诀：强力泻下药四味，大芒番泻和芦荟。

大黄、芒硝、番泻叶、芦荟。

2. 润肠泻下药（2味）

歌诀：润肠泻下力不狠，火麻仁和郁李仁。

火麻仁、郁李仁。

3. 峻下泻下药（6味）

歌诀：峻下泻下共逐水，大芫商巴牵甘遂。

大戟、芫花、商陆、巴豆、牵牛子、甘遂。

四、祛风湿药（24味）

1. 祛风寒湿药（12味）

歌诀：祛风湿　又散寒，伸骨独路威灵仙，老雷松木乌海蚕。

伸筋草、寻骨风、独活、路路通、威灵仙，老鹳草、雷公藤、松节、木瓜、乌梢蛇、海风藤、蚕沙。

2.祛风湿热药(8味)

歌诀：祛风湿热桑秦己，络石穿丝稀桐皮。

桑枝、秦艽、防己，络石藤、穿山甲、丝瓜络、豨莶草、海桐皮。

3.祛风湿强筋骨药(4味)

歌诀：祛风湿　强筋骨，五千桑狗皆可入。

五加皮、千年健、桑寄生、狗脊。

五、芳香化湿药（8味）

歌诀：芳香化湿草白蔻，藿佩苍术砂果厚。

草豆蔻、白豆蔻，藿香、佩兰、苍术、砂仁、草果、厚朴。

六、利水药（23味）

1.利水消肿药(9味)

歌诀：利水消肿薏赤苓，冬玉蝼蛄泽腹苓。

薏苡仁、赤小豆、猪苓，冬瓜皮、玉米须、蝼蛄、泽泻、大腹皮、茯苓。

2.利水通淋药(11味)

歌诀：利水通淋滑车灯，地肤草薢石苇通，萹瞿海金沙木通。

滑石粉、车前草、灯心草，地肤子、萆薢、石苇、通草，萹蓄、瞿麦、海金沙、木通。

3.利水退黄药(3味)

歌诀：利水退黄，金茵虎杖。

金钱草、茵陈、虎杖。

七、温里药（12味）

歌诀：温里附桂吴二姜，二茴二椒二荜香。

附子、肉桂、吴茱萸、干姜、良姜，大茴香、小茴香、花椒、胡椒、荜茇、荜澄茄、丁香。

八、行气药（15味）

歌诀：行气五香二皮甘，枳佛乌玫柿薤楝。

木香、沉香、檀香、香附、香橼、青皮、陈皮、甘松，枳壳、佛手、乌药、玫瑰花、柿蒂、薤白、川楝子。

九、消食药（6味）

歌诀：消食莱菔与山楂，内金神曲谷麦芽。

莱菔子、山楂，鸡内金、神曲、谷芽、麦芽

十、止血药（22味）

1.凉血止血药（7味）
歌诀：凉血止血白二蓟，侧槐苎麻根地榆。

白茅根、大蓟、小蓟，侧柏叶、槐角、苎麻根、地榆。

2.活血止血药（5味）
歌诀：活血止血三蒲黄，茜草花蕊与降香。

三七、蒲黄，茜草、花蕊石、降香。

3.收敛止血药（8味）
歌诀：收敛止血刺棕炭，白鹤紫藕海血炭。

刺猬皮、棕榈炭，白及、仙鹤草、紫珠、藕节、海螵蛸、血余炭。

4.温经止血药（2味）
歌诀：温经止血，灶土艾叶。

灶心土、艾叶。

十一、活血药（28味）

1.活血止痛药（7味）

歌诀：活血止痛姜黄芎，延胡索乳没郁五灵。

姜黄、川芎，延胡索、乳香、没药、郁金、五灵脂。

2.活血调经药（9味）

歌诀：活血调经益桃红，兰牛丹鸡月不行。

益母草、桃仁、红花，泽兰、川牛膝、丹参、鸡血藤、月季花、王不留行。

3.活血疗伤药（6味）

歌诀：活血疗伤血竭刘，土鳖马钱骨苏求。

血竭、刘寄奴、土鳖虫、马钱子、骨碎补、苏木。

4.活血消癥药（6味）

歌诀：活血消癥斑蝥抓，三莪水虻猪蹄甲。

斑蝥，三棱、莪术、水蛭、虻虫、炮猪蹄甲。

十二、止咳化痰药（30味）

1.温化寒痰药（6味）

歌诀：温化寒痰半覆花，白芥白附天皂荚。

姜半夏、旋覆花，白芥子、白附子、天南星、皂荚。

2.清热化痰药（13味）

歌诀：清热化痰瓜贝梗，前昆黄药竹天行，三海礞石与瓦楞。

全瓜蒌、贝母、桔梗，前胡、昆布、黄药子、竹茹、天竺黄，海藻、海浮石、海蛤壳、礞石、瓦楞子。

3.止咳平喘药（11味）

歌诀：止咳平喘款冬花，百马二紫苦枇杷，桑白白果葶金花。

款冬花，百部、马兜铃、紫菀、紫苏梗、苦杏仁、枇杷，桑白皮、白果、葶苈子、洋金花。

十三、安神药（10味）

1.重镇安神药（4味）
歌诀：重镇安神用龙琥，朱砂磁石往里补。
龙骨、琥珀，朱砂、磁石。

2.养心安神药（6味）
歌诀：养心安神柏枣仁，合欢远志夜交神。
柏子仁、酸枣仁，合欢花、远志、夜交藤、茯神。

十四、开窍药（6味）

歌诀：开窍药　冰麝香，蟾酥菖脑苏合香。
冰片、麝香，蟾酥、石菖蒲、樟脑、苏合香。

十五、平肝药（15味）

1.平肝潜阳药（7味）
歌诀：平肝潜阳石决母，贝齿代赭罗蒺牡。
石决明、珍珠母，贝齿、代赭石、罗布麻、白蒺藜、牡蛎。

2.平肝息风药（8味）
歌诀：平肝息风羚钩僵，天地全蜈与牛黄。
羚羊角、钩藤、僵蚕，天麻、地龙、全蝎、蜈蚣、牛黄。

十六、补益药（49味）

1.补气药（10味）
歌诀：补气二参芪枣山，术炙蜂蜜绞股扁。

人参、党参、黄芪、大枣、山药，白术、炙甘草、蜂蜜、绞股蓝、白扁豆。

2.补血药（6味）

歌诀：补血药　地归芍，何首乌　龙眼阿。

熟地黄、当归、白芍，何首乌、龙眼、阿胶。

3.补阳药（19味）

歌诀：补阳仙益杜淫鹿，续断巴戟狗补骨，二阳沙菟胡苁蛤，核桃河车虫草补。

仙茅、益智仁、杜仲、淫羊藿、鹿茸，续断、巴戟天、海狗肾、补骨脂，锁阳、阳起石、沙苑子、菟丝子、胡芦巴、肉苁蓉、蛤蚧，核桃仁、紫河车、冬虫夏草。

4.补阴药（14味）

歌诀：肺胃阴虚石二冬，沙参百合玉黄精；肝肾阴虚杞龟甲，旱桑女贞黑芝麻。

石斛、麦冬、天冬、沙参、百合、玉竹、黄精，枸杞子、龟甲、鳖甲，旱莲草、桑椹、女贞子、黑芝麻。

十七、收涩药（18味）

歌诀：浮小麦　麻黄根，固表止汗疗效真；敛肺涩肠二五脂，罂乌禹肉石诃子，固精缩尿山二莲，金樱桑蛸覆盆芡。

浮小麦、麻黄根，五味子、五倍子、赤石脂，罂粟壳、乌梅、禹余粮、肉豆蔻、石榴皮、诃子，山萸肉、莲子、莲须，金樱子、桑螵蛸、覆盆子、芡实。

附录三　地锦草的多种治病功能

地锦草，又名铺地锦、小小虫卧蛋，等等。

地锦草生长广泛，我国除海南省外均有生长。可用于治疗以下疾病。

1.脾虚黄疸：煎汤内服。

2.湿热黄疸：煎汤内服。

3.感冒咳嗽：煎汤内服。

4.跌打损伤：煎汤内服，并煎汤外洗。

5.胃肠炎：煎汤内服。

6.风火目赤：煎汤内服，并煎汤外洗。

7.对口疮（口面部及后脑勺同时生疮）：煎汤内服，并捣烂外敷。

8.臁疮（俗称老烂腿）：煎汤内服，并捣烂外敷。

9.疥疮：煎汤内服，并煎汤外洗。

10.多种皮肤癣：煎汤内服，并煎汤外擦。

11.痈疮疔毒：煎汤内服，并捣烂外敷。

12.妇女崩漏：煎汤内服。

13.小儿积食：煎汤内服。

14.产后乳汁不通：煎汤内服。

15.牙龈出血：煎汤内服。

16.外伤出血：煎汤内服，并捣烂外敷。

17.咽喉肿痛：煎汤内服。

18.带状疱疹：煎汤内服，并捣烂外敷。

19.红、白痢疾：煎汤内服。

20.毒蛇咬伤：煎汤内服，并捣烂外敷。

21.尿血：煎汤内服。

注：

1.煎汤内服：取新鲜地锦草30～50克洗净（或干品15～30克）煎汤500毫升左右，分两次温服，每天一剂。

2.煎汤外洗：取新鲜地锦草30～50克洗净（或干品15～30克）煎汤500～600毫升，频洗患处，每天三五次。

3.煎汤外擦：取新鲜地锦草30～50克洗净（或取干品15～30克）煎汤100毫升左右，频擦患处，每天三五次。

4.捣烂外敷：取新鲜地锦草30～50克洗净，捣烂如泥，或取干品15～30克打粉，用温开水调成糊状，涂敷患处，包裹或不包裹均可，每天涂敷一次。